Auerbach Verlag

Herzensweg gehen heißt

MUT, LIEBE, VERTRAUEN, HOFFNUNG,
DISZIPLIN und DANKBARKEIT.

Danke meinem Ego, dass es dafür Platz gemacht hat!

INKA WEBER

singen hilft

Wie LUX-Lieder dein Leben leichter machen

Auerbach Verlag

Singen hilft! Wie LUX-Lieder dein Leben leichter machen

Sollte diese Publikation Links auf Webseiten Dritter enthalten,
so übernehmen wir für deren Inhalt keine Haftung,
da wir uns diese nicht zu eigen machen, sondern lediglich auf
deren Stand zum Zeitpunkt der Erstveröffentlichung verweisen.

Deutsche Erstausgabe 9/2023

Umschlagsgestaltung: Stefan Kretzschmar
Satz: Kim Trank
Lektorat: Anne Pötzsch

Druck und Bindung: Multiprint, Kostinbrod (Bulgarien)
ISBN 978-3-948537-43-2
ISBN EPUB 978-3-948537-45-6
ISBN Kindle 978-3-948537-44-9

www.auerbach-verlag.de

Inhaltsverzeichnis

Von Herzen Willkommen

Vorwort:

Wir sind die besten Heiler unseres eigenen Systems, und es ist alles da, was uns Fülle, Reichtum und Gesundheit bringen kann. Viele Menschen haben es einfach nur vergessen.

Meine Botschaft dazu: Singen hilft!

Vielleicht kennst du die Situation, dass dein Körper mit einer Gänsehaut reagiert, wenn ein Lied dich berührt. Was die Meisten nicht wissen: diese Reaktion findet nicht nur auf der Haut, sondern auch im Gehirn und im ganzen System statt. Die Wissenschaft hat festgestellt, dass in unserem Gehirn durch Gesang ein hormonelles Feuerwerk losgeht, welches uns vor Krankheiten, Ängsten und Stress schützen kann.

Die Schulmedizin ist sehr begrenzt und denkt manchmal nicht über den Tellerrand hinaus. Natürlich haben wir ihr sehr viel zu verdanken, aber trotzdem stößt sie in vielen tiefergehenden Themen an ihre Grenzen. Sie geht häufig den Weg des geringsten Widerstandes, lässt sich wenig Zeit für die individuellen Bedürfnisse der Patienten und bekämpft lieber das Symptom, statt die Ursache zu suchen. Und wir selbst dürfen entscheiden, ob wir mit ihr gehen oder nicht.

Mit der Methode der LUX-Lieder kannst du dir selbst helfen. Du kannst stressige Situationen besser bewältigen, psychischem und physischem Druck standhalten, dein Selbstbewusstsein stärken, in herausfordernden Situationen besonnen und entspannt bleiben, Ängste und Blockaden auflösen und Vertrauen aufbauen oder in der Trauerarbeit in Liebe loslassen.

Ich bin keine Ärztin und keine Therapeutin. In diesem Buch zeige ich dir lediglich, was an Heilmethoden in dir steckt, ohne dass du zusätzliche Produkte einnehmen musst.

Mit der Methode der LUX-Lieder arbeite ich äußerst erfolgreich. Trotzdem »darf« ich dir hier kein Heilversprechen geben. Wenn du mehr über die Methode wissen oder sogar mit ihr arbeiten möchtest, dann melde dich gerne bei mir zu einem unverbindlichen Gespräch an unter luxlieder.com.

Mit jedem LUX-Lied, das bewusst oder unbewusst gesungen wird, verändern wir unsere Energie und senden vollkommen neue Informationen in unser System. Eine Programmierung, die Körper, Geist und Seele langfristig in Balance bringt.

LUX-Lieder sind LICHT-Lieder, die alle Menschen in sich tragen. Und ich zeige dir jetzt, wo du sie findest.

Mit diesem Buch wünsche ich dir viele inspirierende und fröhliche Momente! Auf dass es dich immer daran erinnert, dass Singen hilft!

Mit Licht und Liebe

Deine Inka

PS.: Wann immer du im Buch eine Frage hast oder einer Herausforderung begegnest, bei der ich dir helfen kann, zögere nicht, mich zu kontaktieren! Für mich ist Helfen das große Glück! Ganz am Ende des Buches findest du alle Möglichkeiten, mit mir in Kontakt zu treten.

Wie die LUX-Lieder mich retteten

»Singen hilft« ist meine Botschaft, die ich dir und möglichst allen Menschen mitgeben möchte. Und nun fragst du dich: Wie kann das Singen helfen? Können wir uns wirklich stressfrei, angstfrei oder sogar gesund singen? Ich bin Sängerin, Gesundheitscoach und Vortragsrednerin, und kann dir eindeutig sagen: JA!

Herausgefunden habe ich es 2012. Wir sind damals mit der Familie im Skiurlaub gewesen, als meine Augen einen merkwürdigen Schmerz signalisierten. Zuerst dachte ich, die Sonne im Schnee hätte meine Augen verbrannt, aber es wurde von Tag zu Tag schlimmer, und ich konnte immer weniger sehen.

Die Ärzte in der Augenklinik bescheinigten mir einen ausgeprägten Herpesvirus mit fortgeschrittenen Vernarbungen auf den Hornhäuten in meinen Augen. Was heute schon viel besser zu behandeln ist, bereitete mir damals nicht nur starke Schmerzen, sondern ich konnte inzwischen nur noch durch eine Milchglasscheibe sehen. Die Aussagen der Ärzte haben mich umgehauen: »Es gilt, den Stand zu halten. Es kann nicht besser werden, aber es kann sogar noch schlechter werden.«

Bähm – ich war wie verhext! Ich war bereits halbblind, und nun zog mich mein Gedankenkarussell immer tiefer in ein hoffnungsloses Loch: »Was kann ich jetzt schon nicht mehr? Autofahren, Fahrradfahren, Tennis spielen, und wie schlimm wird es noch werden? Werde ich ganz blind?« Nur einige Augenblicke später sah ich mich vor meinem geistigen Auge Blindenschrift lernen. Der Kopf kann uns schreckliche Geschichten erzählen, wenn wir Angst haben.

Es war eine harte Zeit, und ich verstehe seitdem jede Person, die eine schlimme Diagnose/Prognose bekommt. Jedoch wollte ich diese Diagnose so nicht hinnehmen, und die Kämpferin in mir suchte nach Alternativen.

Da die Angst, dass das wahr werden würde, was die Ärzte und mein hoffnungsloser Kopf mir erzählt hatten, immer größer wurde, versuchte ich zuerst, mich mit Affirmationen (positiv programmierende Botschaften) aus dem negativen Gedankenkarussel zu befreien. Mein neues Gedankenmuster sollte sein: »Ich sehe in Liebe und in Freude meinen Weg.« Aber wie sollte das funktionieren, wenn ich gerade alles andere als meinen Weg SAH?! Wie soll man sich nur positiv programmieren, wenn einem immer wieder die Diagnose der Ärzte in den Kopf kommt?

Die Antwort schlug ein, wie ein Geistesblitz. Ich weiß noch genau, wie ich beim Rasenmähen war, als mir plötzlich durch den Kopf schoss: Inka, du singst doch so gern, warum SINGST du deine Affirmationen nicht?! Und dieser Moment war wie eine Zündung: eine Gänsehaut zog über meinen Körper und ich spürte sofort, wie besonders es war. Mein Bauchgefühl sagte, das ist gut, und die Hoffnung und das Vertrauen kamen zurück, dass es helfen könnte.

Ich sang mir damals 2 Lieder, sehr einfache positive Programmierungen. Hier kannst du sie dir herunterladen.

Ich sehe in Liebe und in Freude meinen Weg

und

Alles ist gut

Schon nach einigen Tagen bemerkte ich die erste Besserung. Ich glaubte fest an die Kraft der Musik und sang tagein, tagaus.

Wenn ich es selbst nicht erlebt hätte, würde ich es nicht glauben!

Die Wahrheit kam nach 8 Wochen bei der Kontrolluntersuchung beim Arzt ans Licht: Ich hatte mich zu **100 % gesund gesungen**! Meine Sehkraft war komplett wiederhergestellt, und die Vernarbungen, die den Ärzten so große Sorgen bereitet hatten, waren alle verschwunden.

Diese heilsamen Lieder nannte ich LUX-Lieder, (lat. lux = hell, Licht), denn für mich kamen diese Lieder, also die Idee zum Singen von Affirmationen, wie aus dem Licht.

Heute bin ich dankbar für diese Rettung, denn ich darf mit genau dieser Methode als Gesundheitscoach, Trainerin und Vortragsrednerin arbeiten.

Ich zeige den Menschen, wie man sich für jede Situation ein eigenes, persönliches LUX-Lied machen kann: Stress wird zu Entspannung, Sorgen und Ängste weichen und Vertrauen kommt zurück, und wir können leichter vergeben und loslassen. Und das führt uns letzten Endes in die Leichtigkeit und in die Fülle, und wir können glücklich und gesund sein … Alles ist möglich: nur, weil wir singen!

Darf ich vorstellen: LUCKY!

Das ist meine kleine Ukulele. Sie wird uns durch dieses Buch begleiten. An der einen oder anderen Stelle wird sie wohl mal winken, damit du dir den Inhalt einprägst.

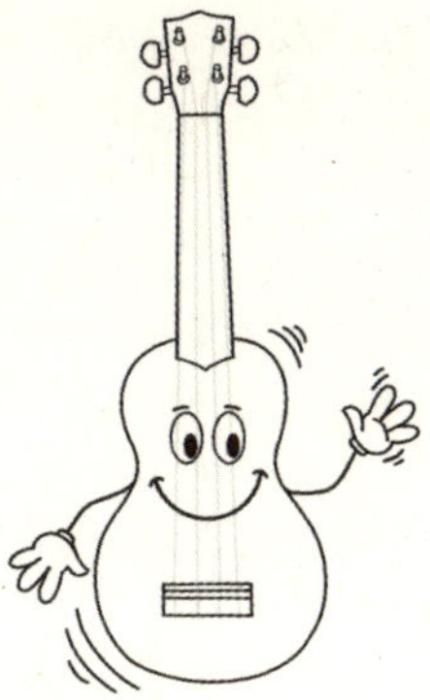

Wir alle sind die Heiler unseres eigenen Systems

Und du übernimmst die Verantwortung für dich! Es ist alles da. Mit diesem Buch möchte ich dich genau daran erinnern: in deinem Herzen, in deinem Kopf, in deinem Körper und in deiner ganzen Energie –

ALLES ist DA!

LUX-Lieder sind nicht neu, das ist nur der Name (sh. dazu »Ausflug ins Geschichtliche«). Aber in dieser Welt, in der die Zeit immer schneller zu rasen scheint, in der wir täglich mit tausenden von Gedanken herumirren, sind sie ein neues Werkzeug. Du kannst sie für alle Herausforderungen des Lebens benutzen. Und die beste Nachricht kommt noch:

Du hast LUX-Lieder immer und überall dabei und sie kosten nichts!

In deinem Körper bist nur du allein der Boss.

Weißt du, was mich jetzt besonders freut? Dass du mit dem Lesen dieser Zeilen etwas Wichtiges und damit Grundlegendes begriffen hast: Weder dein Arzt, noch deine Therapeuten oder deine Berater, noch sonst irgendjemand übernimmt für dich die Verantwortung – das machst nur DU SELBST! Du bist die Pilotin, du bist der Pilot für Deinen Lebensflug – nur du ganz allein triffst die Entscheidungen für dich!

Dies könnte ein Satz für dich sein, sozusagen machst du jetzt einen Vertrag mit dir selbst:

Ich gebe ALLES dafür, den Heiler meines Systems zu aktivieren!

Datum, Unterschrift – und am besten an die Wand damit. Oder an den Spiegel, wo du es täglich sehen kannst. Du kannst es auch fotografieren und als Hintergrundbild für deinen Bildschirm benutzen. Und was besonders toll wäre, wenn du es auch anderen zeigst. Der erste Ort wäre idealerweise unsere LUX-Lieder-Facebook-Familie. Je mehr Menschen erkennen, dass sie der Heiler oder die Heilerin ihres eigenen Systems sind, desto höher wird unsere gemeinsame Energie.

Und an deinem Spiegel oder am Kühlschrank erinnert es dich täglich daran, dass du der Entscheider oder die Entscheiderin für deinen Weg bist. Und allein dadurch wanderst du auf dem Pfad von Emmet Fox und Albert Einstein:

»Wenn du bereit bist, dein Denken zu ändern, dann ändert sich dein Leben… dann kannst du die Welt ändern!«

»Deine Stimme ist Deine Apotheke.«

Inka Weber

Gesundheit

Vorteile des Singens für den Körper und den Geist

Stell dir bitte mal folgende Situation vor:

Du gehst zum Arzt, bekommst eine krasse Diagnose und bähm: verhext. Ein Krimi von Bildern startet in deinem Kopf (in meinen Augen echter Kopfschrott!): Wie geht es weiter? Was kann ich dann noch? Wie lange wird das dauern und wann kann ich wieder arbeiten? Werde ich Schmerzen haben? Nebenwirkungen der Medikamente? Was werden die anderen sagen?

Diese Situationen müssen nicht immer Krankheit betreffen. Es kann auch ein sehr stressiger und ein uns energieraubender Moment sein (da brauchst du ja nur die Nachrichten anzuschalten…)

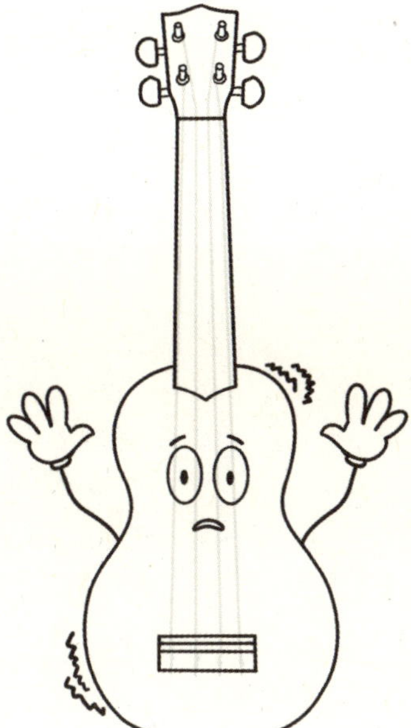

Diese mentale Belastung kann uns sehr schnell den Boden unter den Füßen wegziehen. Jedoch LUX-Lieder helfen dir dabei, dieses Kopfschrott-Karussell zu stoppen. In deinem Gehirn wird mit dem Singen eine komplett andere Region gefordert. Das Singen ist nämlich psychologisch UND physiologisch gesund. Hier mal eine kleine »Nebenwirkungsliste«:

- die Haltung richtet sich auf
- die Atmung wird aktiviert und intensiviert,
- das Immunsystem wird gestärkt,
- das Herz-Kreislauf-System wird gestärkt,
- Singen wirkt entspannend,
- Ängste werden gelöst,
- Stress wird abgebaut,
- wir verbinden uns leichter mit Menschen,
- wir lernen schneller.

Und deswegen leben wir glücklicher, gesünder … und damit auch länger!

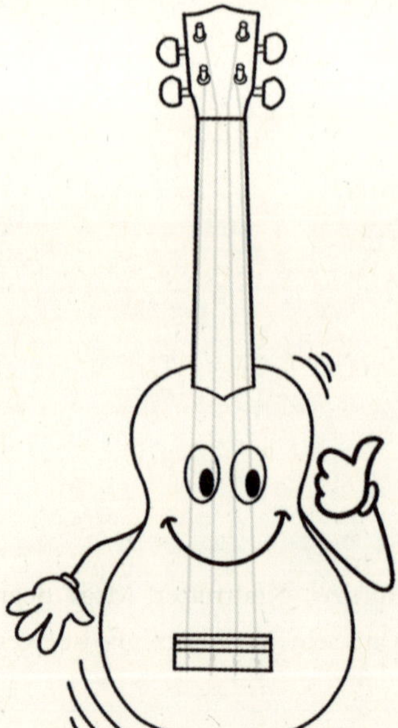

Ich erkläre es dir etwas genauer:

Es gibt mehrere Botenstoffe, die ausgesendet werden, wenn wir singen. Ich konnte mich kaum entscheiden, welches positive Beispiel ich dir nenne. Aber hier hab ich mal ein wichtiges für die Angst:

In unserem Gehirn gibt es einen Mandelkern, die Amygdala. Dieser Mandelkern wird aktiv, wenn wir Angst haben. Erinnerst du dich: Was haben die Menschen früher gemacht, wenn sie durch einen dunklen Wald gehen mussten? Oder was machen Kinder heute noch häufig, wenn sie z.B. in den dunklen Keller gehen müssen, um aus der letzten, Spinnenweben verhangenen Ecke ein Glas saure Gurken von Oma zu holen? Richtig, sie fangen an zu singen! Warum machen wir Menschen das und zwar intuitiv? Weil unser Körper weiß, – der ist ja so klug! – dass das Singen die Aktivität des Mandelkerns stoppt und wir dadurch keine Angst mehr haben.

Lerne: Singen und Angst gleichzeitig schließt sich aus!

Leider, leider ist sehr vielen Menschen genau diese Intuition abhandengekommen. Wir haben es verlernt. Wir schauen eben gerne auf das, was um uns herum passiert, anstatt auf das, was IN uns passiert (mehr dazu im Kapitel: Ich kann nicht singen).

Wissenschaftliches: Unterschiedliche Studien beweisen: Singen hilft tatsächlich

Der Neurowissenschaftler Prof. Dr. Gerald Hüther bezeichnet das Singen als »Kraftfutter für Kindergehirne«[1]. Kraftfutter! Mega Begriff, Herr Hüther! Ich möchte einen Satz zitieren aus seinem Aufsatz. »Es ist eigenartig, aber aus neuro-

1 Singen ist »Kraftfutter« für Kindergehirne, Prof. Dr. Gerald Hüther: Die Bedeutung des Singens für die Hirnentwicklung, In: www.il-canto-del-mondo.de

wissenschaftlicher Sicht spricht alles dafür, dass aus der Perspektive einer Leistungsgesellschaft die scheinbar nutzloseste Leistung, zu der Menschen befähigt sind – und das ist unzweifelhaft das unbekümmerte, **absichtslose Singen** – den **größten Nutzeffekt** für die Entwicklung von Kindergehirnen hat.«

Es kommt beim Singen zu einer Aktivierung emotionaler Zentren und einer gleichzeitigen positiven Bewertung der dadurch ausgelösten Gefühle. So wird das Singen mit einem lustvollen, glücklichen, befreienden emotionalen Zustand verkoppelt.

»Singen macht das Herz frei!« – so Hüther.

Und auch Krankenkassen berichten über die heilende Wirkung des Singens. Mittlerweile gibt es sogar ein internationales Netzwerk namens »Singende Krankenhäuser«.[2]

Vor einigen Jahren haben Wissenschaftler und Medienmenschen, eine davon war Anke Engelke, die besorgtesten, traurigsten, und hoffnungslosesten Menschen zusammengebracht, um zu beweisen, dass das Singen glücklich macht.[3] Und tatsächlich haben die Wissenschaftler (unter der Leitung von Prof. Dr. Gunter Kreutz, Musikwissenschaftler der Universität Oldenburg) anhand der Blutwerte feststellen können, dass es stimmt: Singen macht glücklich – alles wissenschaftlich festgehalten. Wenn wir gemeinsam singen, werden im Gehirn Botenstoffe freigesetzt, endogene Opioide, die nämlich Schmerzen reduzieren können, und wir fühlen uns mit anderen Menschen verbundener.

Das ist dann vermutlich auch der Grund, warum es nicht lange dauerte, bis

---

2 https://singende-krankenhaeuser.de

3 ARD Themenwoche, Dokumentation: Sowas wie Glück

der »Chor der Muffeligen« umbenannt wurde in den »Chor der Glücklichen«.

Herr Dr. Kreutz bestätigte mir im Interview für dieses Buch:

»Zahlreiche Studien belegen: es werden vermehrt Immunbotenstoffe ausgeschüttet, die uns vor viralen und bakteriellen Infektionen schützen!

Singen wirkt stressreduzierend

Singen stärkt die Mutter-Kind-Bindung

Singen wirkt positiv auf die Immunabwehr!

Singen wirkt positiv auf die Stressanfälligkeit!«

Außerdem hatte er noch ein wunderbares Bild für das Singen:

»Wer singt, hat ein Lächeln im Gesicht. Da gibt man dem System automatisch ein Signal: aha, dem oder der geht's gut, und entsprechend reagiert das eigene Gehirn darauf. Außerdem bekommen das die Menschen um uns herum mit. Es gibt ein positives soziales Feedback.«

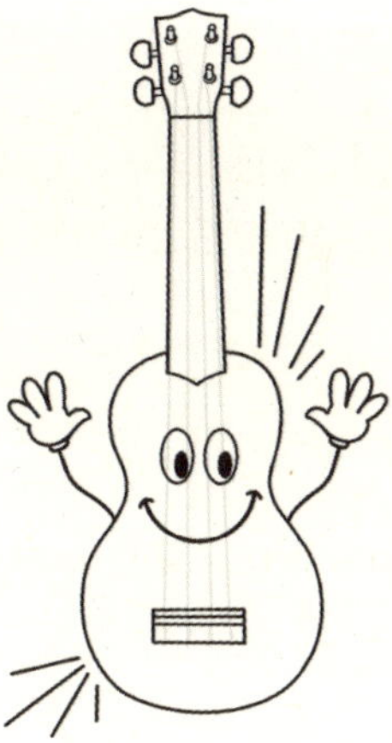

*»VERWANDLE DEINE EINSAMKEIT IN SINGEN UND BETEN,
UND DU WIRST ERKENNEN, DASS DU ÜBERHAUPT
NICHT ALLEIN BIST.«*

Ernest Agyemang Yeboah

Singen als Rezept gegen Einsamkeit

Immer mehr Menschen in unserem Land wohnen alleine. Das gemeinsame Singen ist ein gutes Rezept für diese Menschen, denn sie spüren, dass sie von andern Menschen angenommen, gesehen und gehört werden. Das ist ein Grundbedürfnis nach Verbundenheit. Und natürlich ist auch das Singen in den eigenen 4 Wänden heilend: wer allein singend um sein Bügelbrett tanzt, ist definitiv auf der Glücksseite des Lebens.

Singen stärkt die Abwehrkräfte

Forscher der Johann-Wolfgang-Goethe-Universität in Frankfurt haben Speichelproben von Mitgliedern eines Kirchenchores genommen, vor einem Mozartrequiem, und danach. Das Ergebnis war verblüffend eindeutig: die Anzahl der Antikörper, die Krankheitserreger bekämpfen, waren sehr stark gestiegen, aber nur bei den Sängern, nicht bei den Zuschauern. Bei denen blieb die Anzahl der Antikörper gleich. Das bedeutet also, **Singen unterstützt das Immunsystem und kann damit auch Erkältungskrankheiten und vielem anderen vorbeugen.**[4]

Und das kann auch bei schweren Erkrankungen wie Krebs positiv wirken. Bei einem Experiment des Imperial College in London sangen Krebspatienten in einem Chor. Auch von ihnen wurden Speichelproben entnommen. Schon nach einer Stunde waren deutliche positive Hormon-Veränderungen zu beobachten. Immun-Botenstoffe, die Entzündungen fördern, sanken deutlich ab. UND bei den Krebspatienten veränderten sich einige Werte, die mit dem Tumorverhalten in Verbindung stehen. Das ist so beeindruckend! Bei den Patienten, die vorher in einem eher schlechten Zustand waren, war die positive Veränderung am stärksten.

---

4 Studie: Wer singt, lebt gesünder, www.mdr.de/wissen/singen-ist-gesund-100.html

Stefan Kölsch, Professor Für biologische Psychologie und Musikpsychologie sagt in seinem Beitrag »Die Kraft der Klänge – Musik als Medizin«[5]:

Negative Emotionen blockieren unsere Selbstheilungskräfte. Man weiß aber, **dass Musik ein hormonelles Feuerwerk im Gehirn hervorruft.** Und diese Änderungen von Neurotransmittern im Gehirn können sich nicht nur positiv auf unsere Stimmung auswirken, sondern auch auf unsere Gesundheit.

Durch Musik werden Hormone ausgeschüttet, wie Serotonin, Oxytozin und Dopamin. Sie können das vegetative Nervensystem beeinflussen, welches lebenswichtige Abläufe im Körper, wie Herzschlag, Atmung, Blutdruck und den Stoffwechsel reguliert.

Und wenn du jetzt noch tiefer in die Medizin einsteigen möchtest:

Die Neuro-Wissenschaftler konnten bestätigen, dass das Singen Emotionen in bestimmten Strukturen des Gehirns verändern kann. Das Trällern kann also entspannend wirken und Stress reduzieren. Und jetzt kommt die besonders gute Nachricht: Es kann Glücksgefühle auslösen, ähnlich wie beim Essen, bei Drogen oder beim Sex.

Wenn wir positiv klingende Musik HÖREN, also fröhliche und ermutigende Lieder, dann hilft es uns, unsere negativen Gedankenspiralen zu durchbrechen und unsere Emotionen zu regulieren. Ja, was wäre dann erst, wenn wir diese fröhlichen und ermutigenden Lieder SINGEN!?

Außerdem hat Kölsch in einer Langzeitstudie einen Dementchor untersucht und folgendes festgestellt:

Wenn wir singen, werden neue Gehirnzellen generiert. Singen bremst nicht nur Demenz und Alzheimer, sondern im Ganzen, halte dich fest, **Singen verlangsamt das Altern!**

---

5 www.3sat.de/wissen/wissenschaftsdoku/210913-sendung-wido-100.html

Ein Beispiel aus meinem Coaching-Alltag

Renate – Lehrerin – Rentnerin wegen voller Erwerbsunfähigkeit

Auf einem Kräuterseminar lernte ich Renate kennen. Sie wich mir im Wald nicht von der Seite, nachdem sie hörte, wie heilend Lieder sein können. Nur einen Moment später erfuhr ich, warum. Beim Blättersammeln erzählte sie mir ihre Geschichte:

Vor zwei Jahren hatte sie sich einen kindskopfgroßen Tumor entfernen lassen. Anschließend verzichtete sie auf Chemotherapie.

Sie fühlte sich gut, die Kontrolluntersuchung hatte jedoch gezeigt, dass der Krebs noch nicht weg war. Auf der Suche nach alternativen Therapien sollte ihre Reise in 3 Tagen in ein Krankenhaus führen. Beflügelt von der Idee des Singens hatte sie die Hoffnung, sich mit den LUX-Liedern die Angst vom Leib zu singen und die Heilung, die Befreiung vom Krebs, zu unterstützen.

Ich sagte ihr, das Wichtigste sei jetzt Vertrauen. Ich könne ihr so spontan den Krebs nicht nehmen, aber ich kann ihr ein Lied geben, das ihr die Angst nimmt und das Vertrauen zurückbringt.

Sie willigte ein, und nach einem kurzen Gespräch am nächsten Tag schickte ich ihr das Lied, ganz einfach per Whats-App.

Am Abend ihrer Anreise in die Klinik schickte sie mir eine Nachricht:

»Tagebuch 25.10.22: 1. Tag mit LUX-Liedern

500 km, 6 Stunden Autofahrt ohne Radio oder CDs, immer wieder das Vertrauenslied. Sobald das Kopfkino anfing, Schrott zu produzieren, habe ich dagegen angesungen… Es funktioniert tatsächlich: Ich fühle mich beschwingt, und ich begebe mich jetzt voller Vertrauen in die Hände der Ärzte.«

Vertrauen ist ein Wort, das wir nur benutzen, wenn wir es nicht haben. Eigentlich haben wir immer Vertrauen. Schließlich stehen wir nicht morgens auf und sagen: »Oh, hoffentlich ist meine Zahnpasta noch da!«

Aber wenn wir KEIN Vertrauen haben, kann es uns alle Kraft nehmen. Hoffnung schwindet, Ängste kommen und übernehmen vollkommen das Steuer. Bei Renate ist es genauso gewesen. Und sie hat es sehr richtig gemacht: Jedes Mal, wenn der Kopfschrott losging, hat sie ihr Vertrauenslied gesungen.

BRAVO, Renate – danke dass deine Geschichte jetzt auch anderen Menschen helfen darf!

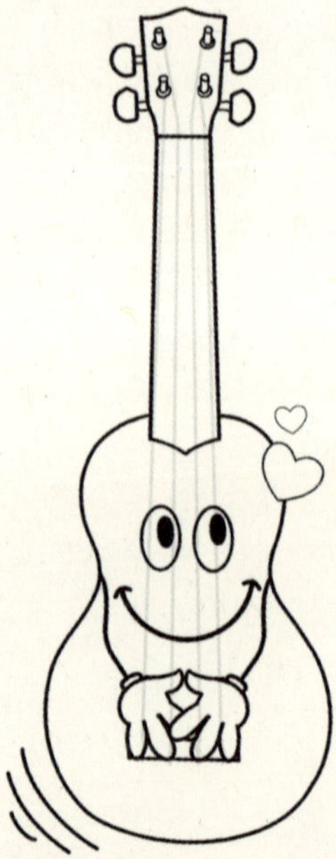

»WARUM ETWAS SAGEN,
WENN MAN ES SINGEN KANN?«

Walt Disney

Allgemeine Erklärungen

Wann und wo passt ein LUX-Lied?

IMMER + ÜBERALL!!!

Oft werde ich gefragt, ob ich immer gut drauf bin. Ich hätte so selten schlechte Laune, und würde immer so strahlen. Darüber freue ich mich natürlich, denn wir Menschen mögen ja »positiv« auffallen. Aber wir leben in der Polarität. Wir können nicht immer gute Laune haben, unsere Schatten gehören dazu, um GANZ zu leben.

Eine Kerze in der hellen Wüste ist NICHTS. Sie kann nicht leuchten. Wenn wir unsere Schatten sehen und liebevoll anerkennen, werden wir z. B. der Angst nicht mehr die Macht einräumen, uns einzunehmen.

Meine Trauer war z. B. sehr groß, als mein Papa gestorben war. Ich weiß, dass er trotzdem noch da ist, aber eben nur auf der anderen Seite. Und darüber darf ich auch traurig sein. Aber muss die Trauer mich gleich in ein dunkles Loch der Schwere ziehen? NEIN! Ich darf auch in Leichtigkeit trauern. Singen in Trauer kann Dankbarkeit wachrufen.

Singen ist Meditation, Singen ist Gebet.

Wir können auch in Trauer singen, aus Angst oder sogar aus Wut singen. LUX-Lieder können alle Stimmungen spiegeln, unterstützen oder umprogrammieren. Wir kommen durch das Singen in eine Verbindung.

Wenn wir gut drauf sind, ist es einfach, drauflos zu trällern. Aber wenn es uns nicht gut geht, müssen wir aufpassen, nicht zu melancholisch im Gesang zu werden. Es wird dich am Anfang herausfordern, wenn es dir schlecht geht, zu singen. Deswegen beginne mit deinen ersten LUX-Liedern, wenn es dir gerade gut geht und du gerade voll im Fluss des Lebens fließt.

Hast du hierzu Fragen? Dann melde dich bei mir. Oder hast du jetzt schon Lust, Teil einer wachsenden Community zu werden? Am Ende des Buches sind alle sozialen Medien und Adressen aufgeführt. Ich bin gern für dich da!

*»MANCHMAL, WENN WIR TRAURIG SIND,
MÜSSEN WIR DAS GEGENTEIL VON TRAURIG TUN.
MANCHMAL MÜSSEN WIR SINGEN.«*

Daisy Whitney

Erkenntnisse vor dem Singen

Diese Erkenntnisse sollten vor einem LUX-Lied geklärt sein. Oft ist es dir gar nicht bewusst, was du denkst, und ob es gerade Sinn macht, das zu tun. Aber diese 3 Dinge bringen Klarheit in Dein Bewusstsein:

1. Mein Kopfschrott (»Oh wie schrecklich!«) nervt oder belastet mich.
2. Ich kann diese Situation nicht ändern.
3. Ich kann und will meine Einstellung dazu ändern.

Ein gutes Beispiel dafür ist ein Zug, den du gerade verpasst hast oder ein Stau, in den du fährst, und nun kommst du zu spät. Dreht dein Kopfschrott-Karussell direkt los? JA! Kannst du die Situation ändern? NEIN! Kannst du jetzt deine Einstellung dazu ändern: JA – immer!

Ein LUX-Lied hat idealerweise eine einfache Melodie und einen Text, den du dir leicht merken kannst. Kein Song für die Charts, keine Bewertung, kein Gefallen-Wollen!

Ein LUX-Lied ist ein OHRWURM! Dieser kann dich, auch wenn du gerade nicht singst, aktiv umprogrammieren. Denn du »hörst« dieses Lied weiterhin, da es dich nicht loslässt. Er verfolgt dich geradezu.

Du kennst doch bestimmt die Situation, wenn du morgens einen Song im Radio hörst, und 3 Stunden später »hörst« du ihn immer noch. DAS ist es! Diesen Ohrwurm brauchst du für deine Programmierung. Auch wenn du sprichst oder wenn du schreibst, im Hinterkopf läuft deine Programmierung weiter.

Singe deinen Ohrwurm schon morgens vorsorglich und lasse dann die Programmierung im Kopf während des Tages »nebenbei« laufen!

Heilende Licht-Lieder – Ein Ausflug in die Geschichte

Kennst du Gospels, die stimmungsvolle Kirchenmusik mit oft lautem »Oh Lord!« oder »Halleluja«? Diese Lieder entstanden damals, als Afrikaner versklavt und zu unfassbar harter Arbeit gezwungen wurden. Zuerst in Goldminen und später auf Plantagen rackerten sie sich ab, ohne Bezahlung und oft auch, ohne miteinander sprechen zu dürfen. Aber sie durften singen. Und das taten sie auch. Sie hatten die Sprache der Weißen gelernt und inzwischen immer mehr Zugang zu biblischen Texten.

Was daraus entstanden ist: Licht-Lieder!

Die Sklaven benutzten diese Lieder als Ventil für ihre schmerzlichen Gefühle. Die Lieder gaben den Menschen Halt, durch diese schwere und dunkle Zeit zu kommen. Sie gaben den armen Menschen Hoffnung, dass es irgendwann eines Tages alles besser werden würde.

»SINGEN IST DEIN GEFÜHLSVENTIL.«

Inka Weber

Außerdem kennst du sicherlich Mantras. Das Berühmteste unter den 70 Mio. Mantras, die es gibt, ist OM. Mantras sind magische Formeln und kommen aus dem Tibetischen, Mongolischen und insbesondere aus dem Indischen und sind viele tausend Jahre alt. Schon vor **10.000 Jahren** erkannten schamanische Seher die positive Wirkung der Mantras.

Diese zum Teil heiligen Sätze haben eine breite Botschaft. Nur leider haben diese Botschaften für mich persönlich im Alltag ein Problem: Ich spreche kein Sanskrit. Ich verstehe die Worte nicht. Vielleicht ist es ob der heiligen Energie, die in diesen Worten stecken, nicht notwendig, sie zu verstehen. Aber im Alltag ist es doch nun mal so: wenn ich im Stau stehe, und sich langsam Stress aufbaut, dann kommt mir ein Mantra nicht richtig vor. Ich persönlich kann dann mehr mit einem LUX-Lied anfangen. Und das ist ja am Ende durch die häufige Wiederholung auch ein Mantra, aber eben in meiner Sprache.

LUX-Lieder sind Mantras in Deutsch.

Es gibt unfassbar viele Völker, die das Singen heute noch nutzen, um sich positiv, stark, mutig, fröhlich oder gesund zu singen. Nur in unserer industrialisierten Welt gibt es den elektronischen Wandel und mit ihm vergessen wir, wie es geht.

Aber was ich dir hier in dem Ausflug in die Geschichte nur kurz mitgeben möchte: Das Singen von Mantras hat den Menschen schon vor vielen tausend Jahren geholfen, ihre Energien zu wandeln. Und ich bin dankbar, dass ich durch die LUX-Lieder wieder daran erinnert wurde. Und du darfst das jetzt auch.

Ich habe es dir doch ganz am Anfang geschrieben: die Idee der LUX-Lieder ist nicht neu.

NIEMAND WEISS, WAS ER KANN,
BEVOR ER'S VERSUCHT.

Publilius Syrus

Ich kann nicht singen

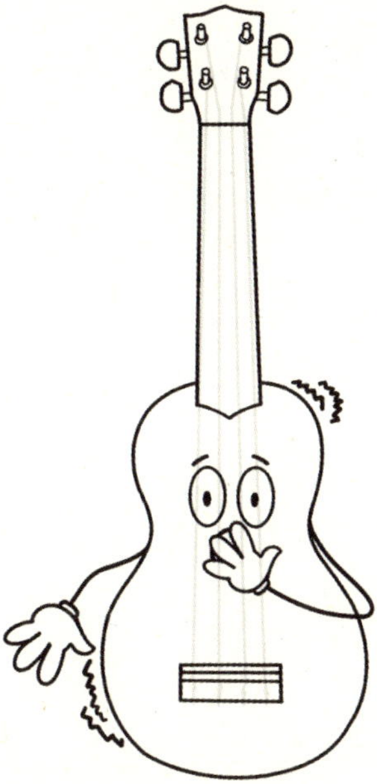

Trainiere einen winzigen Muskel

Nicht selten treffe ich auf Menschen, die behaupten, sie könnten nicht singen. Oder vielleicht etwas abgewandelt: Meinen Gesang will keiner hören, das ist nicht »gut genug«.

Ehrlich gesagt stellen sich dann bei mir die Nackenhaare auf. Es tut mir für den Menschen, der das von sich behauptet, wirklich sehr leid. Wahrscheinlich wurde diesem Menschen schon als Kind gesagt, dass er nicht singen kann. Niemand hat früher gewusst, dass man dem Kind vielleicht sein Leben lang eines wunderbaren Werkzeugs beraubt.

Ich möchte es hier einmal sehr klar und deutlich sagen:

Jeder Mensch kann singen!

Wer irgendwie geartet einen Ton aus seinem Mund herausbringen kann, kann auch singen.

Leider haben wir uns mit der zunehmenden Beschallung von außen das Singen sehr abgewöhnt. Noch vor 50, 60 Jahren wurde in unserem Land von morgens bis abends gesungen: bei der Arbeit, auf Reisen, auf dem Weg zur Schule, in der Schule, etc. Natürlich waren damals all diese täglich singenden Kehlen viel besser trainiert.

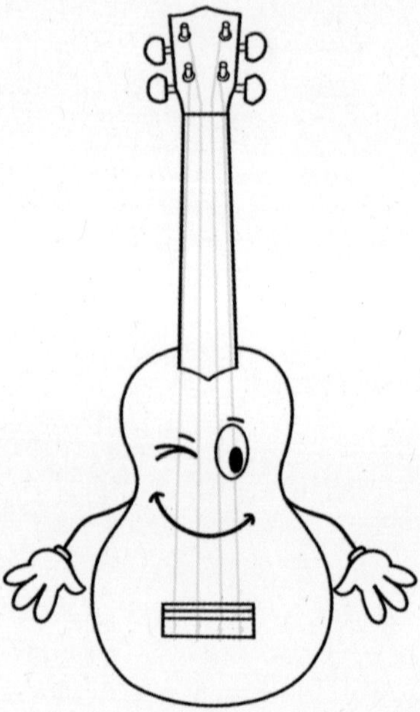

Denn es ist nichts anderes als Training von Gehirnmasse und Muskeln. Ein Beispiel: wer mir einen Fußball in die Hand drücken würde mit den Worten: »Na los, dribbeln, Tor schießen!«, dem würde ich auch sagen, »Das kann ich nicht«. Aber wenn ich das jeden Tag für 15 – 20 Minuten machen würde, dann würde ich doch besser werden! Und nach 8 Wochen wäre ich zwar noch kein

Profi, aber es würde wahrscheinlich reichen, um Spaß zu haben und ganz passabel das Leder im Tor zu versenken. Die Bewegungen haben sich ins Gehirn programmiert.

Und nichts anderes ist es mit dem Singen auch. Wir können ganz unbedarft am Morgen im Bad oder auf dem Weg zur Arbeit, zum Einkaufen und wieder zurück, einfach vor uns hin summen oder sogar singen. Das trainiert die Stimme und macht sofort gute Laune!

Es geht nicht um Leistung.

Es geht nicht darum, den »richtigen Ton« zu treffen.

Es geht um Lebensfreude,

denn

Singen ist schwingen!

Bewertung

Wir leben mittlerweile in einer Welt, in der ungefragt bewertet wird. In den Gesangs-Talentshows, also genau genommen Bewertungsshows, werden auch wir Zuschauer aufgefordert, zu liken oder eben auch zu disliken. Diese Sendungen machen mich persönlich oft traurig, denn es führt leider in unserer Gesellschaft auf Dauer dazu, dass kaum mehr jemand einfach mal losträllert.

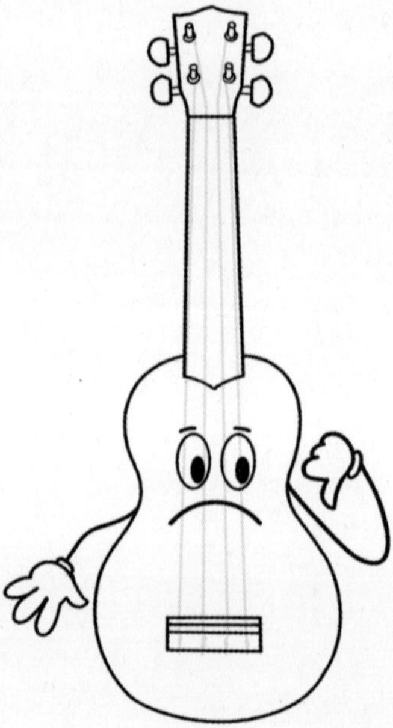

Aber auch Eltern, Erzieher und leider erst recht die Lehrer bewerten oft (unser Schulsystem ist schließlich auf Bewertung aufgebaut), und das hat zur Folge, dass wir uns gar nicht mehr trauen zu singen. Und das Schlimme ist: das heftet sich als feste Programmierung jahrelang (!) in unseren Kopf. Dabei hat kein einziger Mensch auf dieser Erde das Recht, irgendjemanden zu bewerten. Und schon gar nicht unsere Stimme. Denn:

Unsere Stimme ist sehr eng mit unserer Persönlichkeit verbunden.

Wenn dir als Kind gesagt wurde, dass du nicht singen kannst, tut es mir wirklich sehr leid. Damals hat jemand dir etwas weggenommen. Aber du kannst es dir selbst zurückgeben. Wenn du es schaffst, dich von dieser Bewertung »nicht gut genug« frei zu machen. Wenn du es einfach loslässt und dich traust, mal wieder ein kleines Dubdidubdidu vor dich hin zu trällern.

Du wirst bemerken, wie einfach es ist. Und wie egal es ist, ob es »schief oder gerade« ist – **deine Stimme ist Dein Geschenk**: ein Werkzeug, das du ab jetzt täglich nutzen kannst!

Deine erste und einfachste Aufgabe: Beschallung von außen AUS!

Bei LUX-Liedern geht es nicht ums Gefallen-Wollen, bei LUX-Liedern geht es um Programmierungen. Diese funktionieren natürlich besonders gut, wenn du nicht abgelenkt bist von anderen Texten. Schließlich wollen wir dich stress-, angst- und sorgenfrei und natürlich auch ganz gesund bekommen. Da ist ein bisschen Aufmerksamkeit gefragt.

Bewertung hat immer etwas mit dem Bewertenden zu tun.

Oder einfacher:

Wer's sagt, ist es selber!

»DIE FÄHIGKEIT, DAS EIGENE DENKEN ZU VERÄNDERN, IST DIE MÄCHTIGSTE WAFFE, DIE DU BESITZT.«

J. K. Rowling

Affirmationen

Auch Gedanken sind Botschaften

Nenne mir doch bitte mal EINEN GUTEN GRUND dafür, warum du negativ denken solltest?! Es gibt keinen! Aber ist dir schon einmal aufgefallen, dass vieles, was du denkst oder sagst, negativ ist? Nein, denn es fällt uns gar nicht auf.

Unser Gehirn ist trainiert, einen Mangel zu erkennen, aber einen Überfluss nicht aktiv wahrzunehmen. Zum Beispiel ist es für dich ganz selbstverständlich, beim Einkaufen das Salz im Regal vorzufinden. Du denkst ja vorher nicht, hoffentlich ist heute Salz da! Du freust dich dann natürlich auch nicht und denkst: »Cool, Salz!« Aber wehe, wenn solch eine Selbstverständlichkeit wie Salz mal fehlt. »Das gibt es doch nicht! Das ist doch ein Grundnahrungsmittel! Wieso steht hier kein Salz?! Was ist das hier für ein Laden?!«

Es steht immer, immer, immer vor jeder Handlung, die wir tun, ein Gedanke. Bevor wir etwas essen, denken wir darüber nach, was es sein könnte. Menschen bauen Häuser und haben bis zur Fertigstellung dazu Millionen von Gedanken gehabt. Wir richten also eine Energie in eine bestimmte Richtung mit unserem Denken. Wenn du dir deine Handlungen in deinem Leben anschaust, dann wirst du merken, dass du vorher immer darüber nachgedacht haben musst, meistens unbewusst. Und wenn es nur »den Müll rausbringen« ist. Du denkst, also machst du. Du denkst, also wirst du. Du denkst, wo du sein wirst oder was du sein wirst, bevor du es wirst. Die gute Nachricht:

Es ist allein deine Entscheidung, was du denkst.

Wie oft sagen wir so etwas wie: »Was bin ich doch dumm!« Oder »Ich Vollidiot«, um uns dann im Anschluss über uns selbst zu ärgern. Wenn du deinen Tag mit »Oh mein Gott, was wird das nur für ein sch… Tag!« beginnst, tja, dann wird es bestimmt auch einer. Jedenfalls hast du dafür besten Boden bereitet.

Eigentlich ist alles, was wir denken oder sagen, eine Affirmation. Jeder Gedanke und alle nicht enden wollenden Unterhaltungen mit uns selbst sind Affirmationen. Und jede Aussage setzt eine Energie frei. Wenn du dir das bewusst machst, hast du schon die halbe Miete!

Also benutzt du sowieso schon täglich Affirmationen, aber unbewusst. In der Epigenetik heißt es, dass unsere täglichen negativen Gedanken 95 % ausmachen! Das ist so krass – 95 von 100 Gedanken sind echter Kopfschrott! Da bleiben ja nur 5 % von den Guten. Fünf Prozent! Ich konnte es selbst nicht glauben, als ich Bruce Lipton im Heal Summit gehört habe. Wenn du dich ab heute also ganz bewusst dazu entscheidest, mit positiven Affirmationen zu arbeiten, hast du die Chance, dein komplettes Leben umzukrempeln. Von 5 % auf 10, von 10 auf 20 … Du kannst Ziele erreichen, von denen du als »Ich Vollidiot!« nur geträumt hast, weil der Vollidiot in dir nämlich gesagt hätte: »Das schaffe ich nie!«

Viele von diesen Überzeugungen sind richtige Muster, also Programmierungen, die wir schon als Kind gelernt haben. Die Denkmuster, die uns wachsen lassen und uns positiv stimmen, sind super. Aber die negativen Muster, die ziehen uns herunter und lassen uns nicht in Erfolg, Glück und Zufriedenheit kommen.

Eine Harvard Studie besagt, dass wir bis zu unserem 18. Lebensjahr 180.000 negative Affirmationen mitbekommen… Ich sag es noch einmal: 180.000!

»FRIEDEN BEGINNT DAMIT, DASS JEDER VON UNS SICH JEDEN TAG UM SEINEN KÖRPER UND SEINEN GEIST KÜMMERT.«

Thich Nhat Hanh

Mögest du Frieden in deinen Geist bekommen

Versuche, deinen Affirmationen besondere Aufmerksamkeit zu schenken und mache dir so bewusst, wie viel Kopfschrott dabei ist. Jedes Mal, wenn du dich beklagst, bekräftigst du die Situation und fütterst sie mit zusätzlicher Energie. Jedes Mal wenn du wütend bist, fütterst du die Energie und sagst damit: ich möchte noch wütender sein und noch mehr Ärger in meinem Leben haben. Jedes Mal, wenn du klagst und in die Opferrolle kommst, fütterst du diese Energie und sagst: Ich möchte gar nicht, dass es mir besser geht. Ich will in der Opferrolle sein. Wenn du glaubst, du hättest Reichtum nicht verdient und denkst: ich bekomme sowieso nicht mehr Geld, war schon immer so. Wieso sollte die Energie sich dann auch verändern und dir mehr Geld senden? Du hast das Gegenteil ja gerade schon als Tatsache festgestellt.

Ich hatte einmal ein Gespräch mit einem Interessenten für meinen Kurs. Frank hatte seit 25 Jahren heftige Rückenschmerzen, und ich spürte deutlich, dass er viel auf sich geladen hatte und überhaupt nicht seinen Herzensweg ging.

Er begann seine Sätze dauernd mit »Ich müsste unbedingt…« oder »Eigentlich wollte ich schon immer…«. Aber ändern wollte er nichts. Im Gespräch stellte sich heraus, dass er sich in seiner Opferrolle sehr wohl fühlte. Ich fragte ihn, ob er sich ein Leben ohne Rückenschmerzen vorstellen könnte. Er überlegte wirklich lange und sagte dann leise: »Nein. Das kann ich mir wirklich nicht vorstellen. Gefühlt mein halbes Leben habe ich Schmerzen. Der Gedanke, dass ich sie nicht mehr habe, macht mir Angst.«

Frank hatte sich selbst die Antwort gegeben. Unsere Gedanken und Bewertungen können ein regelrechtes Gefängnis um unseren Geist errichten. Wir verlernen, frei zu sein.

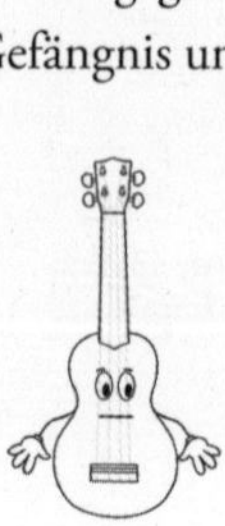

Unsere Gedanken sind wie kleine Trampelpfade in unseren Gehirnen, die, je häufiger wir sie denken, zu breiten Straßen, ja sogar Autobahnen werden. Aber weißt du, wer das höchstwahrscheinlich nicht wusste: Deine Eltern. Sie haben dich täglich mehrmals ermuntert, besser zu sein. Na klar, sie wollten das Beste aus dir herausholen, indem sie dir die kleinen Fehler, Dinge, die man NOCH besser machen könnte, aufgezeigt haben. Ja, die kleinen Fehler, aber eben Fehler. Und was passierte? »Ich bin nicht gut genug. Ich muss besser sein. Ich muss Anerkennung verdienen.« Damit haben sie dir kleine Muster mitgegeben, die du vielleicht zu großen Straßen hast werden lassen. Aber nun suche nicht die Schuldigen in deinem Leben, also Eltern, Erzieher, Großeltern, Nachbarn: sie haben keine Schuld daran, denn sie wussten es auch nicht besser. Das sind Muster, die von einer Generation zur nächsten weitergegeben werden. Und zwar so lange, bis eine oder einer aktiv damit aufhört.

Das Gute ist, dass du es jetzt lernst.

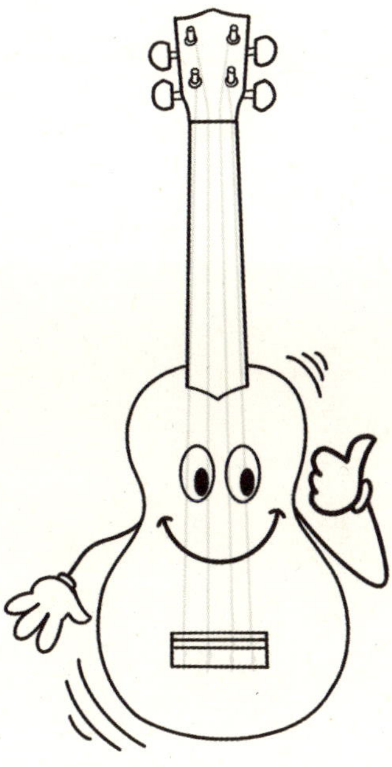

Du entscheidest für dich,

wie viele positive Gedanken deinen Tag bestimmen.

Du kannst es!

Übrigens: LUX-Lieder sind auch deswegen so genial, weil sie dir einen Ohrwurm mitliefern, der dich den ganzen Tag begleitet. Dieser Ohrwurm schreibt ein neues Programm in dein Gehirn. Und dieses läuft dann den ganzen lieben langen Tag nebenbei, denn der Ohrwurm lässt dich ja nicht los. Du hast immer wieder die Melodie und dadurch immer wieder deinen positiven Gedanken. So kannst du deinen Kopfschrott-Autopiloten aktiv unterbrechen.

Genau diesem Kopfschrott wollen wir uns in der nächsten Übung widmen.

*»BEVOR DU REDEST, FRAGE DICH: IST ES WAHR?
IST ES NOTWENDIG? IST ES FREUNDLICH?«*

Buddha

Übung: Virtuelles Mikrofon

Beobachte deine Sprache:

1. Stelle dir ab jetzt immer und überall ein imaginäres Mikrofon vor dich. Wenn es dir schwer fällt, oder du es immer wieder vergisst, schreibe auf einen kleinen Zettel »Mikrofon« oder drucke ein Mikrofon aus und lege diesen Zettel vor dich. Nun beobachte, wie viel Negatives und Positives du in dieses Mikrofon hinein sprichst. Du kannst das »Mikrofon« auch in dein Portemonnaie, deine Tasche, oder deine Jacke stecken.

2. Jetzt die erste Herausforderung; Versuche, dir einen Filter vorzustellen: Ab jetzt ist es nur noch erlaubt, Positives in das Mikrofon zu sprechen.

3. Beobachte andere Personen in einer Gruppe, und höre einfach nur zu, wie viele negative Nachrichten ausgetauscht werden. Wenn du dich traust, darfst du die Übung teilen und auch deine Mitmenschen einladen, das Mikrofon zu »benutzen«. Aber Vorsicht: kein Coaching ohne Auftrag! Ratschläge sind auch Schläge; besonders, wenn sie ungefragt kommen.

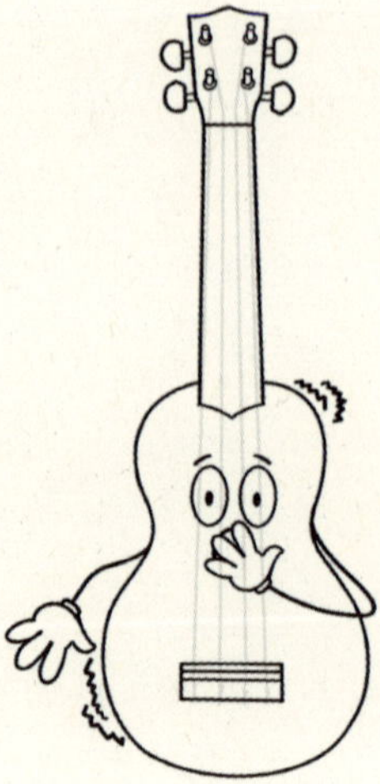

Affirmationen richtig benutzen

Sehr kraftvolle Affirmationen beginnen mit »Ich habe« oder »Ich bin«. Wenn du deine Affirmation mit »Ich werde« beginnst, richtet sich deine Energie direkt an die Zukunft und bleibt vielleicht dort, und du hast jetzt nichts davon.

Es ist gut, wenn du eine gute Grundstimmung hast. Denn wenn du dich gut fühlst, während du Affirmationen benutzt, kommt mit deinem positiven Gedanken eine zusätzliche positive Energie hinzu, was die Affirmation verstärkt.

Sage oder singe dir nicht zu viele unterschiedliche Affirmationen auf einmal. Es überfordert dein Gehirn. Wir brauchen erst ordentliche Trampelpfade, bevor wir Autobahnen bauen können.

Suche dir immer die Affirmationen heraus, die dich intuitiv ansprechen. Also, höre auf dein Bauchgefühl! Sie dürfen dir nicht zu anstrengend vorkommen. Ganz im Gegenteil. Sie sollen dich in Leichtigkeit begleiten.

Das Universum versteht unsere Gedanken übrigens sehr gut. Es nimmt jede Formulierung ernst. Wenn du sagst »Ich will nicht mehr krank sein«, dann ist das keine Affirmation für deine vitale Gesundheit. Bei »nicht mehr krank« hast du den Fokus nämlich immer noch auf das Kranksein gelegt. Besser wäre eine positive Aussage wie: »Ich bin offen für vollkommene Gesundheit«.

Wenn du deine Wohnung nicht leiden kannst, findest du bestimmt keine Neue mit den Worten »Ich hasse meine Wohnung«. Auch, wenn es jetzt noch gar nicht Realität ist, kannst du sagen: »Ich habe eine wunderschöne Wohnung.« Stelle sie dir in den schönsten Farben vor und bekräftige es mit deinen guten Gedanken. Aber wenn du jetzt nur ein einziges Mal denkst, wieso sollte mir das passieren, ist alle Energie von vorher wieder dahin.

Die schlimmsten Affirmationen sind in Fäkalsprache. »Das Leben ist so scheiße« oder morgens schon ein kräftiges »Was ist das für ein sch… Tag«! Was für eine Botschaft du da sendest! Da kannst du dir ganz sicher sein, dass es genauso bleibt, denn du erwartest es ja bereits.

Übrigens, dieser Kopfschrott, also diese negativen Gedanken, werden No-Cebo genannt. Es ist das Gegenteil vom Placebo, welches du sicherlich kennst. Du glaubst an das, was du einnimmst, du glaubst an das, was dich heilt, und der Glaube an diese Heilung heilt dich tatsächlich. No-Cebos sind also die negativen Gedanken, die dich wirklich krank machen können. Sie haben eine genauso große Kraft, wie die positiven Gedanken, die dich heilen können. Sei dir dessen immer bewusst. Wenn du einmal eine vernichtende Diagnose von deinem Arzt bekommst, dann bitte, bitte: achte auf deine Gedanken. Der Krimi geht mit deinen Gedanken los. So wie du mit der Kraft deiner Gedanken gesund werden kannst, kannst du auch damit krank werden.

Affirmationen = positiv programmierende Botschaften

*»DIE GEDANKEN SIND MÄCHTIG GENUG,
UM KRANKHEIT ZU VERURSACHEN,
ABER AUCH UM HEILUNG ZU BEWIRKEN.«*

Hippokrates

Einen heilenden Text finden

Die Idee meines ersten LUX-Liedes ist durch Krankheit entstanden. Eine Affirmation gab mir Hoffnung und hat meine negativen Gedanken umprogrammiert. Soweit die Theorie. Ich hatte ja schon mehrmals betont, dass es in der Praxis ein ausgesprochen harter Brocken für den Kopf ist, wenn du »Ich bin gesund, mir geht es gut« singen sollst, wenn du eigentlich aber krank bist und es dir schlecht geht. Es fühlt sich richtiggehend falsch an.

Aber schon nach einigen Wiederholungen kommt es dir nicht mehr so merkwürdig vor. Das ist der Vorteil des Singens. Es fordert mehrere Regionen im Gehirn. Du gewöhnst dich ganz einfach daran, jedes Mal zu singen, wenn dein Kopfschrott wieder einsetzt. Das Erste ist, den Schrott überhaupt zu erkennen und das Zweite: neues Gedankenmuster finden und singen.

Es gibt so viele unterschiedliche Affirmationen, die für wiederum verschiedenste Krankheiten heilend wirken, dass ich hier auf das Buch von Louise L. Hay, »Heile deinen Körper«, verweisen möchte. Sie beschreibt die Muster, die sich hinter jeder Krankheit verbergen und schlägt Affirmationen vor, die diese Gedankenmuster durchbrechen.

Du kannst natürlich immer noch deinen eigenen Text benutzen. Denke daran: besonders kraftvoll sind Aussagen, die mit »Ich bin…« oder »Ich habe…« beginnen.

Manchmal kommen uns Affirmationen so plump vor, wie z. B. »ich bin gesund« oder »ich bin glücklich«. Als ich krank war, konnte ich auch nicht »Alles ist gut, ich bin gesund« sagen, weil es einfach nicht so war. Aber ich konnte es singen. Der Text wirkt dann auf einer ganz anderen Ebene. Wir bewerten die Aussage weniger, weil wir mit der Melodie in eine andere Stimmung kommen.

Wenn sich das für dich trotzdem noch nicht stimmig anfühlt, es wäre nämlich schon echt gut, dass es sich gut anfühlt, dann kannst du die Affirmation abwandeln. Wenn du krank bist, und dir »Ich bin gesund« zu unangenehm ist, dann könntest du z. B. »Ich heiße Gesundheit in meinem Leben willkommen« singen. Oder statt »Ich bin glücklich« singst du »Ich bin für alles, was mich glücklich macht, offen.« Statt: »Ich bin reich« singst du »Ich ziehe allen Reichtum an«. Schaue einfach, wie es dir am meisten zusagt und am einfachsten erscheint.

Ich habe dir eine Auswahl an Affirmationen auf die nächsten Seiten gestellt. Wenn du nicht so richtig weißt, welche Affirmation die Richtige für dich ist, möchte ich dir hier noch schnell ein kleines Werkzeug an die Hand geben, welches du in supervielen Situationen deines Lebens einsetzen kannst. Es ist der Allrounder der LUX-Lieder, den ich mir auch in den ersten Wochen meiner eigenen Heilungsgeschichte immer wieder gesungen habe: Alles ist gut!

Eine kleine Wiederholung für die Praxis

Viele Menschen vertreten heute die Meinung, ihr Gesang gehöre unter die Dusche oder unbeobachtet, oder besser gesagt, ungehört ins Auto. Ich hoffe wirklich, du bist inzwischen frei von dieser Bewertung. Ansonsten sieh noch einmal in das Kapitel »Ich kann nicht singen«. Bei LUX-Liedern geht es weder darum, einen Ton richtig zu treffen oder nach Noten zu singen, noch geht es darum, sich selbst oder jemand anderem zu gefallen. Es geht nur darum, den Ton fließen, also deine natürliche Schwingung fliegen zu lassen.

Das Singen bringt dich nämlich in Verbindung mit deinem höheren Selbst. Für alle, die glauben können, dass es einen Geist, die Seele oder göttliche Fügung, die Essenz, die Quelle, gibt: Wisse, da oben feiern sie eine Party, wenn du singst!

Singen ist Meditation.

Singen heißt im Fluss des Lebens sein.

Singen heißt fließen.

Singen heißt fliegen.

Kennst du das Lied oder den Spruch: »Wo man singt, da lass dich ruhig nieder, denn böse Menschen haben keine Lieder«? Das ist so wahr: jemand, der finster drauf ist oder sogar wirklich böse ist, der ist nicht in Verbindung mit seinem höheren Selbst – und der Spruch ist schon über 300 Jahre alt!

Wenn du zu den Menschen gehörst, die bis heute bevorzugt die Dusch- oder Autovariante praktiziert haben, dann möchte ich dir diesen geschützten Raum (vorerst!) gerne lassen. Fang doch ganz einfach erst einmal an! Die Betonung liegt auf EINFACH. Denn es ist deine Gabe wie das Sprechen oder Gehen. Darüber denkst du ja auch nicht lange nach. Steig in dein Auto, lass das Radio aus, und fang an zu singen. Ganz einfach!

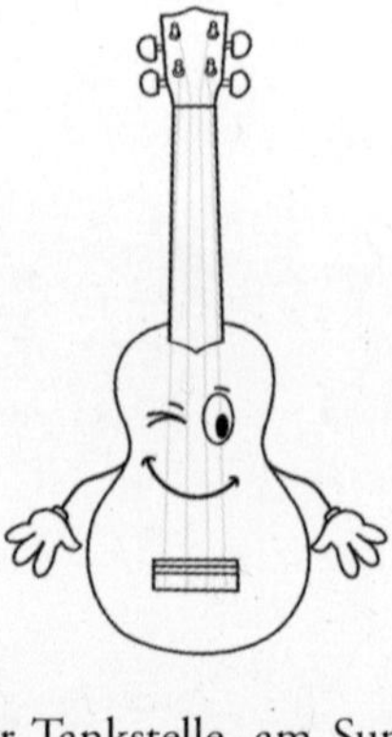

Und wenn du dann an der Tankstelle, am Supermarkt oder bei der Arbeit aussteigst, dann summst du einfach weiter. Kommst du dann in die Nähe von Menschen, höre nicht auf damit! Bist du schon mal einkaufen gegangen und hast dabei die ganze Zeit gesummt? Gib dir einen Ruck: ein ganz leises Summen geht immer! Trau dich!

Wahrscheinlich wird eh niemand groß auf Dein Summen oder Singen reagieren. Alle sind viel zu sehr mit sich selbst und ihren To-Dos beschäftigt. Und wenn doch, sei dir gewiss: die Menschen werden positiv gestimmt. Wahrscheinlich wirst du nur in gut gelaunte Gesichter blicken, denn deine positive Schwingung geht ja weiter. Sie überträgt sich auf die Anderen.

Und wenn du erst einmal Gefallen daran gefunden hast, den Ton fließen zu lassen, dann werden unfassbar viele neue Melodien zu dir kommen. Millionen verschiedenste Varianten stehen dir zur Verfügung. Und keine Melodie gleicht einer anderen. Sensationell!

*»WENN WIR SINGEN ODER SUMMEN,
BRINGEN WIR POSITIVE ENERGIE IN UNSERE UMGEBUNG
UND HEBEN UNSERE STIMMUNG.«*

Deepak Chopra

Eine inspirierende Geschichte aus meinem Coaching-Alltag: DIETMAR, Masseur

Mein erster Zoom-Call mit Dietmar war mir zunächst ein Rätsel: Wie konnte dieser Mann, der blind ist, alle Knöpfe bei Zoom finden und die Kamera dann auch noch so aufstellen, dass ich ihn sehen konnte? Er erzählte, er hätte am Anfang auch seine Probleme mit Zoom gehabt, da er die App erst einmal lernen musste: wo ist der Schalter zum Stummschalten, wo kann ich umschalten von Galerie auf Sprecher etc.?

Aber das waren nicht die Probleme des Alltags bei Dietmar. Er meisterte seinen Alltag als Masseur in einer Physiotherapie-Praxis mit Freude.

Seine größte Herausforderung war EILE.

Wir Sehenden machen uns keine Gedanken darüber: wenn wir es eilig haben, laufen oder fahren wir einfach ein bisschen schneller. Aber wenn man blind ist…

Dietmar ist ein äußerst emphatischer Mensch und erklärte es mir so: »Wenn ich es eilig habe, dann tun mir die Menschen, die ich anremple, immer sehr leid. Manche Menschen sehen vielleicht auch nicht meinen Stock. Dann werden sie sauer, weil sie denken, dass ich es absichtlich gemacht habe. Da ich dann tatsächlich häufig angerempelt werde, ist Eile wirklich furchtbar für mich.«

Dietmar singt sehr gern, und es fiel ihm während der Ausbildung in Gesangs- und Energietherapie mit LUX-Liedern nicht schwer, sich für seinen Arbeitsweg ein eigenes Lied zu machen. Seine nächste E-Mail war mir eine Freude zu lesen:

»Große Begeisterung, liebe Inka, ich singe mir jetzt vor meinem Weg zur Arbeit mein eigenes LUX-Lied, und es wirkt: Ich laufe wie in einer Sicherheitsblase und es rempelt mich niemand mehr an. Genial – und das alles nur durch ein Lied, das ich mir selbst geschrieben habe!«

Dietmar nimmt übrigens die LUX-Lieder mit in seine Massage-Therapie. Er heilt mit seinen Händen und mit der Kraft der Gedanken, in denen er ein heilsames Lied singt. Genial! Danke dir für Dein Sein, lieber Dietmar!

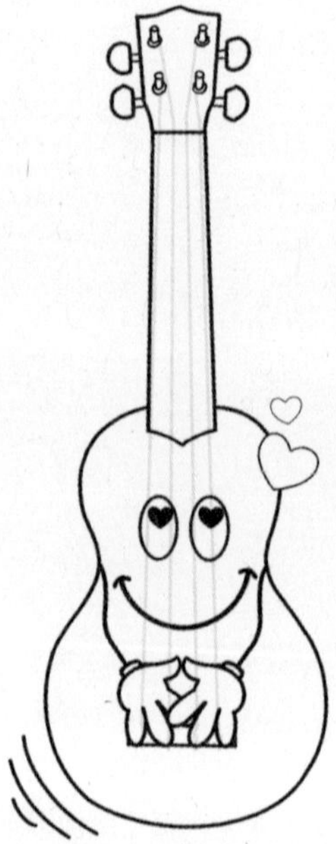

Affirmationen für besondere Momente

Es gibt noch mehr Situationen als Krankheiten, in denen du negativen Gedanken verfällst. Für diesen Zweck habe ich im Folgenden eine Auswahl unterschiedlicher Affirmationen notiert. Du kannst natürlich immer noch deinen eigenen Text benutzen. Besonders kraftvoll sind Aussagen, die mit »Ich bin…« oder »Ich habe…« beginnen.

*»SELBSTLIEBE IST DER BEGINN
EINER LEBENSLANGEN ROMANZE.«*

Oscar Wilde

Selbstwertgefühl/Selbstliebe

Wenn du dich selbst liebst und schätzt, wirst du zu einem sympathischen, liebenswerten und freundlichen Menschen. Du ziehst Menschen an, die so sind wie du, und die sich in deiner Anwesenheit gut fühlen.

- Ich bin wertvoll.
- Ich bin liebenswert.
- Ich bin es wert, geliebt zu werden.
- Ich bin gut, so wie ich bin.
- Ich bin wunderbar.
- Ich liebe und akzeptiere mich.
- Ich bin wichtig.
- Ich sehe meinen Selbstwert.
- Ich nehme mich liebevoll an.
- Ich bin Liebe.
- Ich freue mich, die/der zu sein, die/der ich bin.
- Ich bin begehrenswert.
- Ich liebe das Leben und das Leben liebt mich.
- Ich bin… toll, stark, kraftvoll, mutig… (Ich habe Mut, Kraft…).

*»DANKBARKEIT IST EINE VERBINDUNG
MIT DEM GEGENWÄRTIGEN MOMENT
UND EIN AUSDRUCK DER LIEBE
UND WERTSCHÄTZUNG.«*

Tony Robbins

Dankbarkeit

Nimm dir zwischendurch öfter Zeit, die guten Dinge in deinem Leben zu sehen. Nicht alles, was du besitzt oder erleben darfst, ist selbstverständlich. Je bewusster du dir deiner Geschenke bist, desto mehr ziehst du davon in dein Leben. Diese Geschenke können sowohl materiell als auch immateriell sein.

- Danke, ich bin in Sicherheit/ich bin sicher.
- Danke, ich habe Geld/ich bin reich.
- Danke, ich habe ein Dach über dem Kopf.
- Danke für das gesegnete Essen.
- Danke, ich bin frei/ich kann frei entscheiden.
- Danke, ich lebe in Frieden und Harmonie.
- Danke, ich habe tolle Eltern/Freunde/Kinder/Kollegen…

Es kann nicht schaden, auch mal seinem Körper zu danken:

- Danke, liebes Herz, dass du jeden Tag so zuverlässig für mich schlägst.
- Danke, liebe Leber (Nieren, Lunge, Haut, Blut, Lymphe, Darm) für die Entgiftung.
- usw.

*»LOSLASSEN IST DER SCHWIERIGSTE AKT DER LIEBE,
ABER MANCHMAL IST ES DER EINZIGE WEG,
UM ZU HEILEN UND WEITERZUMACHEN.«*

Unbekannt

Loslassen

Manchmal können wir Situationen, Menschen oder Dinge in unseren Leben einfach nicht loslassen. Wir haben das Gefühl der Enge und sind gefesselt. Oder wir kommen aus dieser negativen Gedankenspirale einfach nicht heraus. Das Bewusstmachen eines solchen Gedankens ist schon der erste Schritt. Und der Zweite hilft beim Umdenken.

- Ich lasse (diese Situation) jetzt in Liebe und Harmonie los.
- Ich bin im Vertrauen/ich habe Vertrauen.
- Ich vertraue dem Fluss des Lebens (und sage Ja).
- Alles ist gut.
- Ich lasse __________ los und lebe in Freude im Hier und Jetzt.
- Ich vertraue und fließe mit dem Leben.
- Ich lasse los, ich lasse los, ich lasse los.
- Ich liebe dich (Name), ich danke dir, ich lasse los.

*»VERGEBUNG IST DIE GRÖSSTE HEILUNG,
DIE MAN SICH SELBST GEBEN KANN.«*

Louise Hay

Vergebung

Wenn wir Menschen treffen, die uns wütend oder traurig machen, sind sie bestimmt nicht »zufällig« gekommen. Sie triggern uns genau da, wo wir noch Heilung benötigen. Da dürfen wir mal genauer in unser Innerstes schauen (Es winkt Wachstum!). Wenn wir uns von diesem Ärger befreien, werden wir uns viel leichter fühlen, und die Liebe wird wieder in unser Herz strömen können.

- Ich vergebe mir und allen anderen.
- Ich bin frei.
- Ich vergebe dir, (Name).
- Alles ist gut.
- Ich danke dir (Name), dass du mir hilfst zu wachsen.
- Ich bin in Frieden mit dir und lasse los.
- Danke (Name), dass du für mich da warst. Ich lasse los.

»REICHTUM BEGINNT IM KOPF. WENN DU DENKST, DASS DU REICH BIST, WIRST DU REICH SEIN.«

Bob Proctor

Reichtum/Wohlstand

Wenn du zu einem Magneten für Reichtum werden möchtest, ist es wichtig, dir alle Dinge, die zu dir kommen sollen, energetisch vorzustellen. Öffne die Arme und dein ganzes Energiefeld für Reichtum!

- Geld ist in meinem Leben willkommen.
- Geld ist in meinem Leben ebenso selbstverständlich wie Liebe und Glück.
- Das Leben ist WUNDERvoll.
- Ich habe ein Anrecht auf Geld.
- Ich achte das Geld als legitimes Tauschmittel.
- Ich habe alles, was ich benötige.
- Ich kann mir jeden Wunsch erfüllen.
- Ich verdiene es, reich zu sein.
- Alles, was ich brauche, erhalte ich zur rechten Zeit.
- Meine Einnahmen übersteigen meine Ausgaben.
- Alles, was ich mir wünsche, darf ich haben.
- Ich bin es wert, erfolgreich zu sein.
- Reichtum ist mein natürlicher Zustand.

Übrigens: »ALLES IST GUT« geht immer!

Und erinnere dich immer daran: Wir sind die Heiler unseres eigenen Systems.

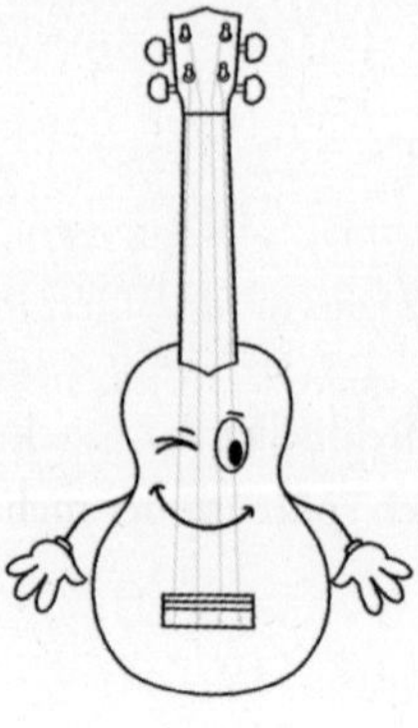

Affirmationen für jeden Anlass pendeln

Wusstest du, dass in deinem Geist ein höheres Wissen steckt? Du kannst es befragen, was dir eine enorme Erleichterung für viele Situationen in deinem Leben verschafft.

Stelle dich mit beiden Füßen aufrecht hin. Vielleicht erdest du dich noch einmal wie ein Baum. So bist du in der perfekten Verbindung. Schließe deine Augen. Sage laut: »Ich heiße _______« und nenne deinen Namen. Schwingt dein Körper in eine Richtung? Nenne nun einen anderen Namen »Ich heiße ________« (so, wie du nicht heißt). Schwingt dein Körper zufällig in die entgegengesetzte Richtung? Wenn es noch nicht eindeutig ist, erde dich noch einmal und baue die Verbindung zur geistigen Welt erneut auf.

Wahrscheinlich ist dein Körper nach vorn und nach hinten oder nach rechts und links geschwungen. Die Seite mit deinem Namen ist dein JA, die entgegengesetzte Richtung ist dein NEIN.

Nun hast du einen Pendel, der auf alle deine Fragen mit ja und nein antworten kann. Du kannst u. a. deine Nahrung testen: nimm z. B. einen Liter Milch in die Hand und frage: »Ist das gut für mich?« So habe ich eine große Bandbreite von Antworten bekommen, die danach eine Kinesiologin alle bestätigt hat (eine Milchunverträglichkeit haben übrigens fast alle… ;-)).

Wenn du diese Affirmationen liest, verbinde dich vorher und versuche zu pendeln. »Ist diese Affirmation wichtig für mich?«

- Ich fühle mich zentriert und aufmerksam.
- Ich liebe es, mich und andere Menschen jeden Tag besser kennen und lieben zu lernen.
- Ich erkenne, ich bin ein individueller Ausdruck der schöpferischen Allmacht.
- Ich liebe mein Leben und ich spüre immer mehr die positive Fülle meines Wesens.
- Ich erkenne mein vollkommenes Sein und Potential.

- Ich bin einmalig auf dieser Welt und ich bringe meine individuellen Talente.
- Ich zeige mich GANZ.
- Mit jedem Tag fließt Gutes und Aufbauendes in mein Leben.
- Ich begrüße mein Leben in absolutem Selbstvertrauen.
- Ich nehme mein Dasein mit Dankbarkeit und Freude an.
- Ich spüre eine starke Überzeugung von der Allgegenwart des Seins.
- Ich bin mit jedem Tag neu geboren und bin absolut frei.
- Ich vertraue in meine Kraft.
- Ich bin frei.
- Ich spüre die universelle Liebe in jeder Zelle meines Körpers.
- Ich bin im Hier und Jetzt und in der Gegenwart der Liebe.
- Alles geschieht immer zu meinem Besten.
- Ich lasse die universelle Kraft durch mich fließen.
- Ich fließe mit dem Fluss des Lebens.
- Ich bin vollkommen in meiner Mitte.
- Ich spüre einen tiefen inneren Frieden, der meinen ganzen Körper erfüllt.
- Ich öffne meinen Geist für alles Positive und Heilvolle in meinem Leben.
- Mein Leben ist voller Fülle und Wunder.
- Ich heiße mit jedem Tag mehr Glück, Gesundheit und Erfüllung in meinem Leben willkommen.
- Ich bin dankbar für all die Gaben und Segnungen in meinen Leben.
- Es gehört zu meiner Verantwortung, erfolgreich zu sein und im Wohlstand zu leben
- Ich fühle mich vom Leben beschenkt und beglückt.
- Ich bin und fühle mich vollkommen gesund.
- Mit jedem Tag fühle ich mich gesünder und gesünder.
- Gesund zu sein ist mein natürlicher und angeborener Zustand.
- Mein Nervensystem ist stark und arbeitet für meine Gesundheit und mein Wohlbefinden.
- Ich liebe meinen Erfolg in meinen Lebensbereichen.
- Ich kann alles in meinem Leben erreichen, das ich mir wünsche.
- Das Universum schenkt alles in Überfluss und dies erkenne ich jetzt an.
- Mein Stoffwechsel arbeitet einwandfrei und versorgt mich mit Lebensenergie.

- Es macht mir Freude, leicht und mühelos Geld zu kreieren.
- Ich liebe es, meinem Körper gesunde Nahrungsmittel zuzuführen.
- Meine Verdauung funktioniert wunderbar und ich kann den vollen Nutzen aus der Nahrung ziehen.
- Ich höre auf meinen Körper und erkenne seine Signale.
- Ich ehre und schätze meinen Körper.
- Das Leben hat unendliche Chancen und Möglichkeiten für mich.
- Geld ist ein wunderbarer Kanal, um meine Ziele und Wünsche zu erfüllen.
- Mein Körper und ich sind ein perfektes Team.
- Ich liebe es, meinen Körper zu bewegen.
- Ich atme bewusst und mein Atmen ist frei, tief und gleichmäßig.
- Mein Herz ist strahlend und stark und versorgt meinen Körper mit Energie.
- Gesundheit ist mein natürlicher Zustand und diesen nehme ich jetzt in Besitz.
- Ich erlaube es mir, gesund, fit und vital zu sein.
- Meine Begabungen und Talente sind die Grundlage für meinen wachsenden Wohlstand.
- Ich bemühe mich jeden Tag mit Leichtigkeit und Spaß um meine Gesundheit.
- Mein Leben ist gesegnet.
- Ich lasse mich stets von meiner Intuition und meinem inneren Wissen leiten.
- Mein Immunsystem ist stark.
- Meine Wirbelsäule ist stark und gesund wie ein kräftiger Baum.
- Freude erfüllt mich, wenn ich an mein Leben denke.
- Ich liebe mein Leben und genieße es jeden Tag.
- Ich ziehe die richtigen Menschen und Umstände für mehr Freude und Glück in meine Leben.
- Ich bin frei, in allem was ich bin und denke.
- Ich lasse andere Menschen an meinem Glück teilhaben.
- Mit jedem Tag erfülle ich etwas mehr meine Ziele und Wünsche.
- Meine Gedanken sind positiv und friedvoll.
- Ich fühle mich zentriert und aufmerksam.
- Ich öffne meinen Geist für alles Positive und Heilvolle in meinem Leben.
- Mein Leben ist voller Fülle und Wunder.

- Ich heiße mit jedem Tag mehr Glück, Gesundheit und Erfüllung in meinem Leben willkommen.

Du wirst bemerken, dass einige Affirmationen zu lang zum Singen sind. Wenn es aber »deine« Affirmation ist, dann kannst du sie kürzen, wie es für deine Melodie passt. Dein Unterbewusstsein weiß, dass die Affirmation die längere Version beinhaltet. Du könntest sogar deinen Pendel fragen: »Reicht diese gekürzte Version aus?«

Zum Beispiel:

Ich leite meine Gedanken und wähle gesund, erfüllt und gesegnet zu sein. = Ich bin gesund. Ich bin gesegnet. Ich bin erfüllt.

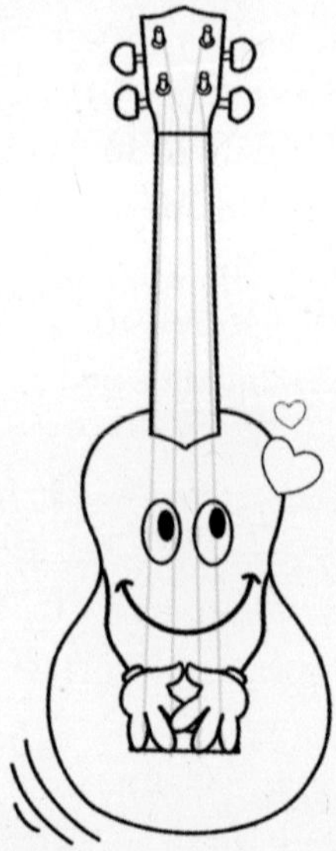

Mit diesem Werkzeug des Pendelns habe ich ein Lied für Sahira gefunden. Sie hat mit LUX-Liedern schon viele magische Momente erlebt. Sahiras Geschichte ist so inspirierend, dass ich sie gern auf der nächsten Seite mit dir teilen möchte.

*»WENN DU ETWAS LOSLÄSST, BIST DU ETWAS GLÜCKLICHER.
WENN DU VIEL LOSLÄSST, BIST DU VIEL GLÜCKLICHER.
ABER WENN DU GANZ LOSLÄSST, BIST DU FREI.«*

Ajahn Chah

Ein Beispiel aus meinem Coaching-Alltag
SAHIRA – Musikerin, Autorin

Als ich Sahiras Stimme zum ersten Mal durchs Telefon hörte, spürte ich eine unfassbare Schwere. Sie erzählte mir, dass die belastende Zeit neun Jahre zuvor begonnen hatte. Ihr damaliger Partner (und Vater ihres gemeinsamen Kindes) war verstorben, und Sahira bekam danach einen heftigen MS-Schub. Die Schwere, die ich auf Anhieb gefühlt hatte, war also Sahiras Tal, aus dem sie nicht allein herausfand.

Ihre Antworten auf meine Fragen brachten mich zu einem sehr schwungvollen Lied, welches ich ihr am nächsten Tag schickte: »Ich sehe die Liebe und Freude, und ich tanze meinen Weg.«

Sahiras Reaktion: »Inka, das Lied ist ja sehr schön, aber wie soll ich das singen?! Ich sehe weder die Liebe, noch die Freude und ich kann schon gar nicht tanzen mit meiner MS und den blockierten Gliedern!«

Ich ermutigte sie, es wenigstens ein paar Tage zu probieren. So lange, bis das Lied »einprogrammiert« sei.

Sie tat es und schrieb am ersten Abend in ihr Tagebuch: »Keine großen Veränderungen. Ich wäre mir fast vorgekommen wie eine Heuchlerin, wenn ich Louise Hay mit ihren Affirmationen nicht kennen würde.«

Schon am 2. Tag, nach nicht einmal 48 Stunden, rief sie mich völlig aufgelöst an: »Inka, es ist Magie: es hat sich übertrieben viel verändert! Ein riesiger Knoten hat sich gelöst und meine Blockaden sind WEG!!! Wenn wir uns auf Zoom sehen, wirst du richtig Optik schieben (lache und lerne: Hiphop-Sprache = Augen machen). Auf einmal kann ich wieder die Freude sehen, und das durch SO EIN Lied!! Ich habe die letzten Jahre keine Freude gesehen, und nun kommen Tränen der Rührung vor Liebe und Freude. Ich würde es nicht glauben, wenn ich es gerade nicht selbst erleben würde.«

Eigentlich reicht diese wunderbare Geschichte bis hierhin, aber ich möchte dir auch noch von ihrem 3. Tagebuch-Eintrag erzählen:

»Ich war immer die schlechtgelaunteste U-Bahnfahrerin Berlins, wenn Menschen ihre Musik so respektlos laut gestellt haben. Heute habe ich wieder laute Musik von irgendwoher gehört, aber es war anders. Meine Einstellung war anders, denn ich habe die Freude der Menschen mitgefühlt. Unfassbar, was dann passierte: ich spürte einen Impuls zu tanzen. Stelle sich das jemand vor: Vor 3 Tagen war Tanzen hundert Jahre entfernt, und heute möchte ich tanzen!«

Ich bin sehr glücklich für Sahira, dass sie das erlebt hat. Möge ihre Geschichte viele andere Menschen inspirieren! Danke dir, dass du das mit uns teilst, liebe Sahira!

»SORGEN SIND WIE VÖGEL, DIE ÜBER UNSEREN KÖPFEN FLIEGEN. ES LIEGT AN UNS, IHNEN ZU ERLAUBEN, NESTER IN UNSEREN HAAREN ZU BAUEN.«

Chinesische Weisheit

Ängste oder Sorgen um andere Menschen

Gibt es überhaupt noch einen einzigen Tag, an dem wir uns nicht sorgen? Wir denken an unsere Freunde, Eltern, Kinder, Kollegen: »Werden sie es schaffen? Bleiben sie gesund? Werden sie Arbeit finden? Sind sie glücklich?

Denkst du manchmal vielleicht sorgenvoll an die Zukunft, an dein Land und an die Wirtschaft und an Krisen, die vielleicht noch kommen werden?

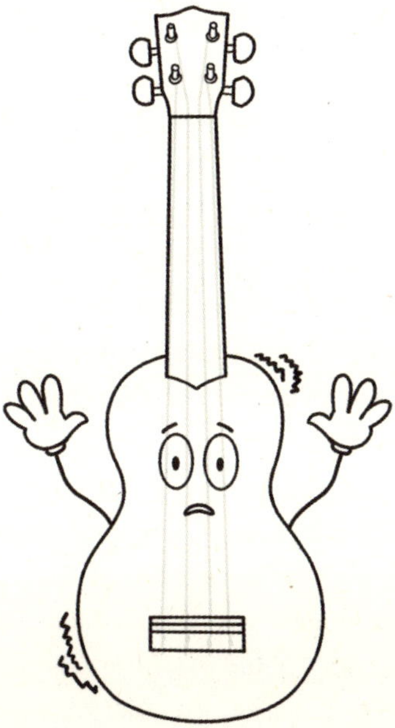

Wie so oft haben wir dann negative Bilder vor unserem inneren Auge, Gedanken wie »das wird schwierig« oder »oh je, ob das klappt?«. Eigentlich wollen wir uns diese negativen Gedanken gar nicht machen, aber wir sind von Natur aus emphatische Menschen und fühlen mit oder leiden sogar mit »mit-Leid«.

Wenn ich dich jetzt frage, ob dieses Mitleid dem Anderen hilft, weißt du, dass es nicht so ist. So haben wir es ja auch nicht gemeint. Aber wir lassen dadurch unbewusst negative Energien frei. Und genau das dürfen wir uns bewusst machen.

Also lasst uns doch mal laut »STOPP« sagen und einen guten Satz finden, der uns ins Vertrauen zurückholt.

Es ist alles gut – ich habe Vertrauen.

Diese einfache Botschaft kann dem Abwärtskreisel Einhalt gebieten. Jedoch sind deine Bilder im Kopf sehr machtvoll, und es wird nicht ausreichen, den Satz ein- bis zweimal zu sagen. Und genau deswegen lade ich dich jetzt ein, eine gute Melodie zu finden: je einfacher, desto besser, je lustiger, desto einprägsamer, und je schräger, desto schwieriger wird es, diesen Ohrwurm wieder loszuwerden. Und genau das ist der Plan: Wir wollen, dass diese Melodie uns für die nächsten Minuten oder vielleicht sogar Stunden (ja sogar am besten für den ganzen Tag!) nicht mehr loslässt.

Du wirst bemerken, wie sich schon nach wenigen Wiederholungen deine Laune verbessert. Die Bilder der Sorgen verändern sich, und der Kreisel nach unten wird eine Aufwärtsbewegung bekommen.

»DAS GLÜCK IST DAS EINZIGE, DAS SICH VERDOPPELT, WENN MAN ES TEILT.«

Albert Schweitzer

Eine Affirmation auf eine bekannte Melodie singen

Viele Leute tun sich schwer, eine Melodie selbst zu finden und zu improvisieren. Das ist okay. Man ist es nicht gewohnt zu singen, und erst recht nicht, sich eine Melodie selbst auszudenken. Keine Angst, du sollst hier ja auch nicht zum Komponisten werden (aber tu dir keinen Zwang an, wenn doch…)!

Hier geht es vielmehr darum, die eine Melodie zu finden, die dich packt oder dich berührt. Am besten sogar eine, die dir Spaß machen würde, den ganzen Tag zu singen. Es muss nichts Besonderes sein. Je einfacher, desto besser (oder je schrecklicher, desto besser – wahre Ohrwürmer sind nämlich eigentlich furchtbar, es sei denn, sie haben eine positive Botschaft).

Wenn du dich nun also schwer damit tust, selbst eine Melodie zu finden, dann suche dir ein Lied, was es schon gibt. Es gibt tausend Lieder, die wir schon kennen, die super Ohrwürmer sind. Vielleicht kennst du das, wenn du morgens jemandem Happy Birthday singst, kann es sein, dass du mittags immer noch die Melodie im Kopf hast. Dann nimm doch diese Melodie für z. B. diesen Text:

Statt »Happy Birthday to you« singst du »Ich vertraue meiner Kraft, Ich bin im Jetzt und Hier, ich begrüße mein Leben in Selbstvertrauen«. Da hast du schon 3 Affirmationen verarbeitet.

Wenn du einen wirklich einfachen Ohrwurm finden möchtest, dann darf ich dich in die Kinderabteilung einladen. Kinderlieder sind häufig wahre Ohrwürmer: einmal »Stups, der kleine Osterhause« und der Tag ist gelaufen.

Oder noch besser: »In der Weihnachtsbäckerei«. Ja, Rolf Zuckowski ist ein wahrer Held, was das Ohrwurmschreiben anbelangt.

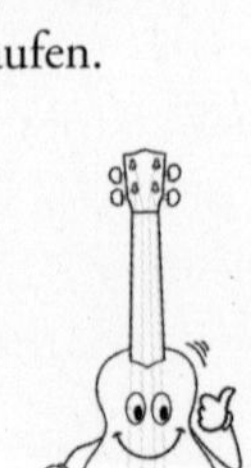

Du kannst all diese Melodien benutzen. Natürlich nur für deinen eigenen Zweck, denn zum Veröffentlichen werden GEMA-Gebühren fällig.

Ich habe mich durch eine Oldie-Playlist gezappt und habe innerhalb von ein paar Minuten gute Melodien gefunden, die sehr eingängig sind:

Four Tops: (Reach out) I'll be there, with the Love I'll send to you

Ich bin schön, und ich liebe, liebe das Leben.

Ich bin toll, ich bin selbstbewusst und mutig.

Alles ist gut, und ich gehe meinen Weg.

Versuche es! Es passen so viele Sätze auf nur eine Zeile. Nimm dir nur eine, nimm dir nur DEINE Affirmation, damit du dein Gehirn nicht überforderst.

The Spinners: It's a Shame

Irgendwie kommt mir da gerade ein schwerer Gang oder eine Prüfung oder ein Vorstellungsgespräch in den Kopf:

Ich bin gu-hu-hut, und ich krieg das heute hin.

Ich vertraue mir, denn ich bin MEGA!

The Isley Brothers: This old heart of mine,

I love you, yes I do, this old heart of mine

Es geht mir gut, ich liebe mich/mein Weg ist richtig…

Ich bin gut, und ich bin wichtig, ich geh meinen Weg.

Ich öffne mich für allen Reichtum dieser Welt.

Ich öffne mich für meine Erfolge, und für Geld.

Und schon wieder spontan 3 Zeilen. Je nachdem, was deine Baustelle gerade ist. Wichtig ist, dass es dich nicht mehr loslässt!

Töne können dermaßen fest an uns kleben bleiben, dass ich jetzt mit dir einen Test mache. Ich sage dir 3 Silben (und NEIN – ich bin kein Fan von diesem Lied, aber die 3 Töne haben es in sich).

Ich bin gespannt, ob du die Töne dazu adhoc weißt:

A-tem-los.

Erkannt? Genau, Helene Fischers Lied hat nur eine Zeile, die uns den ganzen Tag nicht loslässt. Eine super Melodie: So einfach, so einprägsam.

Also statt »Atemlos durch die Nacht, bis ein neuer Tag erwacht« singst du jetzt:

»Mir geht's gut, mir geht es gut, mir geht's gut, mir geht's so gut!«

Eine einfache Botschaft, die dich umprogrammiert. Auch, wenn es dir nicht gut geht. GERADE, wenn es dir nicht gut geht, darfst du dir einen Satz aussuchen, der dich positiv programmiert.

Denk daran: Die Energie folgt immer den Gedanken. Und wenn deine Aufmerksamkeit jetzt gerade bei Sorge oder Ärger ist, dann ändere jetzt deine Aufmerksamkeit auf den Gesang.

Ich spreche aus jahrelanger Übung: Geht es mir schlecht, ist es harter Tobak »Mir geht es gut« zu sagen. Aber singen geht. Wenn es dir nicht gut geht, dann singe es vielleicht erstmal tiefer, oder singe es etwas langsamer.

Und du wirst spüren, dass sich etwas verändert!

Wenn du dich im bekannte-Melodien-Finden ein bisschen ausprobiert hast, kannst du nun bei den verschiedenen Affirmationen nachlesen. Vielleicht findest du da eine Idee für dein erstes eigenes LUX-Lied.

»IN DER IMPROVISATION ZEIGT SICH DIE WAHRE ESSENZ DES KÜNSTLERS – SEIN MUT, SEINE INTUITION UND SEINE FÄHIGKEIT, IM MOMENT ZU LEBEN.«

Unbekannt

Das Improvisieren

Wenn du zwischendurch mal ein fröhliches »Dubdidubdidu« von dir gibst, bist du schon ganz weit vorn. Denn viele Menschen sind es nicht mehr gewohnt, einfach drauflos zu trällern. Sie finden nicht den Anfang, damit es überhaupt fließt. Und diesen Anfang wollen wir jetzt machen.

Ursprünglich stammt das Wort improvisieren vom lateinischen Begriff »improvisus« ab, was mit »unvorhergesehen« übersetzt werden kann. Und in der Musik lässt es dich jetzt wahrscheinlich direkt an Jazzmusiker denken. (WHAT?!) Nee, nee: Das Bild von Musikern, die auf ihren Instrumenten scheinbar wild durcheinanderspielen, kannst du hier getrost beiseitelegen.

Es geht darum, das loszulassen, was schon lange da ist. Ob die Töne vom Himmel, aus der Erde oder sonst irgendwo herkommen, ist doch völlig egal. Was ganz sicher ist: Sie sind die ganze Zeit tief in deinem Herzen und warten nur darauf, von dir wiedergegeben, von dir freigegeben, also durch dich zum Leuchten gebracht zu werden.

Du erinnerst dich vielleicht nicht mehr daran, aber du hast es als Kind getan: auf der Schaukel, in der Sandkiste … vielleicht war es auch nur ganz leise, aber dein Ton hat sich automatisch mit dir verbunden. Es war dir nicht bewusst. Es war völlig ohne Leistung und ohne Zwang. Du wolltest mit dem La la la oder Dub di du niemandem gefallen.

Der Ton gehört zu dir. Du hast nur verlernt, ihn herauszuholen.

Woran das liegt? Ein wichtiger Grund dafür liegt sicherlich an der Beschallung von außen. Als Kind hattest du nämlich keine Streaming-Dienste, die dich den ganzen Tag beschallt haben. Und heute: aufstehen, Musik an, Essen machen, Podcast an, Essen mit Freunden – Playlist Dinner with friends, und den Rest des Tages, wenn es irgendwie geht, Knöpfe in die Ohren.

Wir geben unserer eigenen Melodie gar nicht mehr die Chance, sich zu zeigen (oder besser gesagt: sich hören zu lassen). Was ich damit sagen will: es liegt jetzt erst einmal an dir.

Ich selbst habe es früher auch gemacht: sobald ich einen Raum betrat, wurde das Radio eingeschaltet. Und als mir bewusst wurde, dass ich immer seltener sang, habe ich die Beschallung ganz bewusst ausgelassen. Ich erinnere mich noch an mein erstes ganz bewusstes Radioausschalten: die merkwürdige Stille war sehr ungewohnt!

Hast du jetzt alle Beschallung lautlos gestellt und ist jetzt totale Stille um dich herum? Jetzt ist genau der richtige Moment, eine eigene Melodie zu trällern. Du brauchst nicht aktiv danach zu suchen. Sie findet dich.

Übung zum Fließen lassen:

Stell dich hin, verbinde dich gut mit Mutter Erde (vielleicht stellst du dir Wurzeln vor, die unter deinen Füßen bis zum Mittelpunkt der Erde wachsen). Und nun denke an einen schönen Moment, lächle. Fließt etwas? Will etwas herauskommen? Gib dir einen Schubs und traue dich, deinen eigenen Ton zu hören.

Erst summen, dann Zähne auseinander, dann immer tiefer atmen und lauter werden.

Wenn der Flug deiner Töne schon direkt losgeht, dann lass dich abheben von deiner eigenen Melodie!

Wenn du Angst hast, dass andere Menschen gestört sein könnten von deinem Gesang, dann halte jetzt beim Singen deine Ohren zu – so hörst du dich lauter. Aber eigentlich ist es schöner, wenn du deinen Ton im ganzen Raum hören kannst.

Besonders schön anzuhören ist dein Ton übrigens in einem hallenden Raum. Also falls du ein gefliestes Badezimmer oder ähnliches hast, darfst du eine tolle

Schwingung wahrnehmen. Wie die Saite einer Gitarre, die gezupft wird: Der Ton geht zuerst in das Schallloch und kommt dann viel lauter in den Raum zurück. Dein Raum ist dein Schallloch – du bringst den ganzen Raum in deine Schwingung.

Falls die ersten Töne fehlen: Improvisieren üben

Für alle, denen das Improvisieren nicht so geläufig ist, habe ich eine kleine Session vorbereitet, wie du mit einfachen Tönen die ersten Melodien erschaffen kannst.

Du kennst »Alle meine Entchen«? – Super, denn das Lied hat eine aufsteigende Melodie, was die positive Energie noch einmal unterstreicht. Wie Treppenstufen hüpft der Ton immer eine Stufe höher. Das Gute an diesem Lied ist, dass wir es überall abrufen können. Du wirst dich in jeder Situation an die immer höher springenden Töne erinnern.

Singe auf la-la-la-la nur »Alle meine« – ohne Entchen. Das sind 4 Töne gleichmäßig aufsteigend:

Statt: Alle meine				Jetzt: la la la la			
			ne				la
		mei				la	
	le				la		
Al				la			

Ich habe die Töne wie eine Treppe aufgezeichnet, so erkennst du den aufsteigenden Ton.

Nun legst du auf diese Töne deinen positiv programmierenden Text. Da es sich hier um 4 Töne handelt, dürfte dein Text nur 4 Silben lang sein, z. B. »Mir geht es gut«, was dann wie folgt aussieht:

			gut
		es	
	geht		
Mir			

Nun kannst du noch Varianten hineinbringen, z. B. das GUT langziehen

			guuut				guuut
		es				es	
	geht				geht		
Mir				Mir			

und diese 4 Töne immer wieder in einer anderen Tonlage singen.

Variante aufsteigend:

gut

gut es

gut es geht

es geht Mir

geht Mir

Mir

Oder du singst es mal aufsteigend, mal absteigend:

gut Mir

es geht

geht es

Mir gut

Und wenn du dir noch bessere Laune verschaffen willst, dann darfst du jetzt noch die Hände hinzunehmen. Zwei Klatscher am Ende der 4 Töne machen zusätzlich gute Laune.

Je mehr du das machst, umso vielseitiger wirst du.

HERZLICHEN GLÜCKWUNSCH!
Dies ist dein erstes selbst erschaffenes LUX-Lied!

Und ich verspreche dir: einmal gelernt (oder erinnert), wie du die Töne fliegen lassen kannst, werden dich noch viele, viele Melodien finden und begleiten.

Alles, was du vorher tun musst, ist: Kopfhörer aus den Ohren, Beschallung aus!

Lass dich von deinen Tönen einladen zu deiner ganz persönlichen Flugreise!

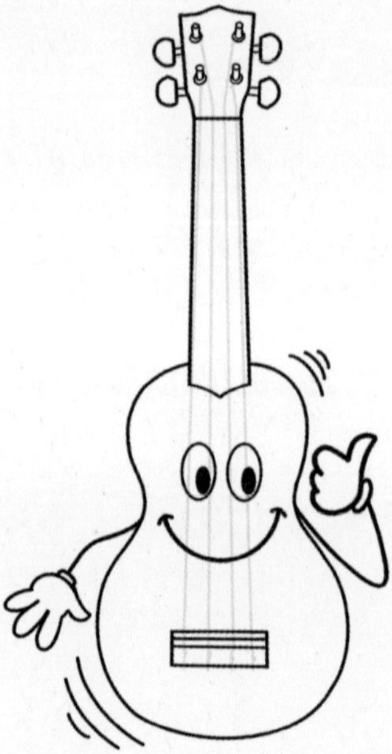

*»STRESS IST DAS FEUER,
DAS DIE KOHLE ZU DIAMANTEN FORMT,
ABER AUCH DAS FEUER,
DAS UNS VERBRENNEN KANN.«*

Unbekannt

Stress

Es ist ein prickelndes Thema, das jeder kennt. Mir ist das Thema Stress ein Anliegen, denn es ist so ein kurzes und oft genutztes Wort. »Ich bin nicht dazu gekommen, ich hatte so einen Stress!« Den Satz kennen wir alle. Aber was ist überhaupt Stress? Und warum erleben wir Stress eigentlich so oft negativ?

Wusstest du, dass Stress eigentlich etwas GUTES ist? Die Natur hat es uns nämlich geschenkt, damit wir fokussierter und konzentrierter sind.

Ja, unser Gehirn ist mehr als 2 Mio. Jahre alt; und auf was war es hauptsächlich programmiert? Aufs ÜBERLEBEN. Und Stress hat uns dabei geholfen, denn es war und ist heute auch noch unsere Alarmanlage: Säbelzahntiger vor uns – Stress – was mach ich: fight, flight or freeze?! In Bruchteilen von Sekunden konnten wir reagieren, wenn wir akut in Stress kamen.

Leider haben wir heute das Programm Säbelzahntiger in Dauerschleife: Nachrichten wie Krieg, ein Virus, die Gaspreise oder die Inflation streuen Ängste und damit werden Stressoren aktiviert.

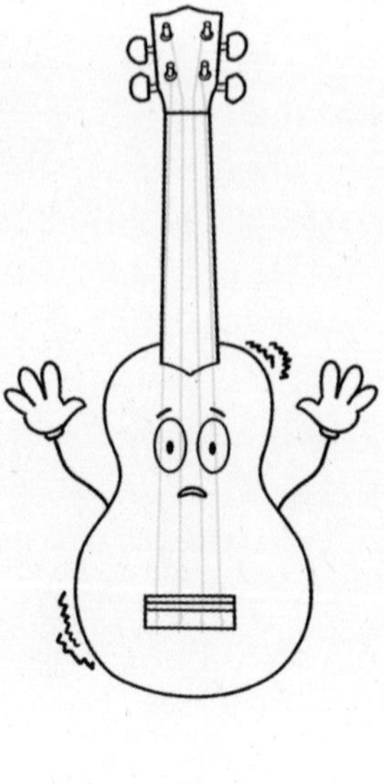

Die Wissenschaft weiß inzwischen, dass Stress der Hauptfaktor für Krankheiten ist.

Durch Stress begünstigte Krankheiten

- Veränderungen im Verhalten (Reizbarkeit, Wutanfälle, schlechte Laune)
- Bluthochdruck
- Kopfschmerzen
- Verdauungsprobleme (Hormone sorgen für mehr Magensäure – Geschwüre)
- Appetitlosigkeit oder Heißhunger
- Muskelschmerzen
- Ängste
- Depressionen
- Hautprobleme
- Haarausfall

In welchen Situationen haben wir Stress?

- Schlaf: Unser Körper wird gestresst, wenn er zu wenig schläft.

- Ernährung: Es ist für unseren Körper viel anstrengender, schwere ungesunde Nahrung zu verwerten, als frische und leicht verdauliche.

- zu viele Situationen von »Dampfdrucktopf«: Bluthochdruck. Mit Dampfdrucktöpfen meine ich Menschen, die durchgehend rattern. Falls du dazu neigst, im Urlaub krank zu werden, solltest du darüber mal nachdenken:

  Immer funktionieren, funktioniert nicht.

  Wir sind keine Maschinen. Zwischendurch dürfen wir auch mal schwach sein. Erlaube dir auch mal, zu fluchen oder zu schreien, wütend zu sein, zu weinen, denn der Druck muss raus! Damit du danach wieder weitermachen kannst. Wenn der Dampfdrucktopf kein Ventil hätte und immer weiter auf voller

Flamme stehen würde, dann würde er explodieren.

- Zeit: Ich fahre zu spät los. Ich verpasse den Bus/Zug. Ich werde aufgehalten.

- Gedanken mit schlechtem Gewissen: Eigentlich müsste ich gesund essen, habe aber keine Zeit zu kochen. Eigentlich müsste ich Sport machen, habe aber keinen Antrieb.

  Diese Gedanken mit schlechtem Gewissen sind selbstgemachter Kopfschrott. Sorry … Darf ich so schonungslos ehrlich sein?

  90 % der Gedanken, die wir denken, werden NIE eintreffen!

- Beim Lernen/Prüfungen: Schaffe ich das alles? Angst vor Fehlern oder Angst vor dem Versagen (auch im Beruf, wenn wir stark unter Kontrolle stehen oder große Verantwortung haben).

- Geld: Finanzieller Stress killt jede positive Einstellung.

- Angst: jede Angst macht Stress. Mangelndes Vertrauen, dass alles gut ist. Überhaupt gehen alle Themen rund um den Stress auf das Thema Vertrauen zurück. Das Kapitel Vertrauen kommt ja erst noch, aber eines möchte ich dir hier jetzt schon mitgeben: Jedes »Bin ich gut genug?« bringt dich weiter weg vom Vertrauen und macht Stress. Es geht nicht mehr ums Überleben (Säbelzahntiger), sondern ums Überlegen. Es darf uns nur bewusst werden.

  Du bist ganz genau richtig und gut, wie du bist!

- Entscheidungen: Kopfschrott-Karussell – Aus Angst, etwas falsch zu machen, fällen wir oft die Entscheidung, GAR NICHTS zu machen. Es gibt nichts falsch oder richtig zu machen. Wir sind hier, um zu lernen und Abenteuer zu erleben, und um zu wachsen. Die Entscheider machen auch Fehler, aber sind es nicht genau diejenigen, die später die besseren Geschichten zu erzählen haben?

Triff eine Entscheidung und handle danach! Du kannst auch die Entscheidung fällen, heute nichts zu tun. Aber mache es dir bewusst und belüge dich nachher nicht mit: »Ich hatte keine Zeit, meinen Herzensweg zu gehen, weil ich die Serie zu Ende sehen musste«.

Was auch Stress macht, ist nichts zu tun.

Wir haben alle Ziele, die wir erreichen wollen: loslassen oder vergeben, Herzensweg gehen oder sich trauen, loszugehen. Und manchmal erscheinen uns diese Projekte sehr weit weg zu sein. Unerreichbar geradezu.

Dabei ist die Entfernung vollkommen unerheblich. Das einzige, was wichtig ist, **ist der erste Schritt**. Bei ALLEM, was du machst.

Nach diesem Kapitel schau doch mal in dein Herz, ob es noch etwas gibt, was aus dir herauskommen möchte. Es ist egal, ob das am Ende 10 Jahre dauert. Das Tempo bestimmst du sowieso erst, wenn du losgehst.

»Jedem Anfang wohnt ein Zauber inne« – warum: weil wir Menschen ganz am Anfang, wenn wir auf diese Welt kommen, schon alle Informationen mitbekommen haben. Es ist alles da. Überall in der Natur übrigens ist schon alles da: wie in einem Samenkorn. In einem Kern, einer Eichel oder einem kleinen Samenkorn sind schon alle Informationen enthalten, um ein ganzer Baum zu werden. Das ist bei uns genauso alles da. Und wenn wir diesen ersten Schritt aber nicht gehen, dann stresst es uns. Weil wir im Unterbewusstsein wissen, dass es da ist, und dass es raus will.

Stressfrei durch ein LUX-Lied

Die meisten Situationen, die ich dir gerade beschrieben habe, sind selbst gemachter Stress. Mache es dir bitte bewusst, dass du der Entscheider deines Lebens, deines nächsten Schrittes, deines Weges für die nächste Woche und für dein ganzes Leben bist. Du entscheidest in einem Bruchteil einer Sekunde, ob das jetzt mit dir zu tun hat oder nicht. Und du kannst für jede dieser Situationen ein eigenes LUX-Lied machen.

So wie ich es für den Zeitstress gemacht habe: Tief einatmen und »Alles ist gut, ich habe alle Zeit, die ich brauche, alles ist, alles ist, alles ist gut« singen.

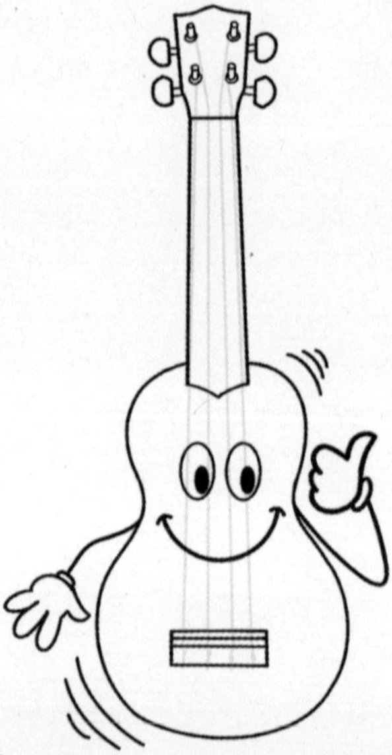

Tu dir selbst einen Gefallen und überlege dir in einer guten Minute eine passende Affirmation, die dich dann positiv programmiert. Nimm das Lied direkt in deinem Handy auf, damit du es in der stressigen Situation schnell abrufbar hast.

Es gilt, das Kopfschrott-Karussell zu stoppen. Die Energien ziehen dich runter, und ich möchte dich einladen, dir schon vorher ernsthaft Gedanken zu machen, WAS dir Stress macht. Ist es der neugierige Nachbar? Die Kollegin in der Opferrolle? Die Kinder? Das Einkaufen? Oder wie oben beschrieben die Gedanken »Eigentlich müsste ich ...«

1. Erkenne den Stress

2. Welches Thema steht dahinter? Was hat es mit mir zu tun? Warum stresst oder triggert es mich?

3. Kann ich mir für dieses Thema ein LUX-Lied machen?

Stress-weg-Atemübung

Wenn wir Stress haben, neigen wir dazu, das Vertrauen zu verlieren. Dabei ist im Universum IMMER ALLES in perfekter Harmonie. Wir dürfen das Annehmen lernen: Je mehr wir es schaffen, eine Situation oder eine Person, die uns gerade nicht passt, anzunehmen, umso erfüllter werden wir sein. Wir dürfen vertrauen, dass alles genauso sein soll.

König Salomon hat gesagt: »Auch das wird vergehen.« Das Leben besteht aus Entstehen und Vergehen. Je mehr wir lernen zu akzeptieren, umso einfacher werden wir leben. Umso leichter wird das Leben, denn: alles, was jetzt ist, vergeht sowieso.

Wenn es doch einmal sehr stressig für dich ist, und du dich gerade nicht an diesen Satz erinnerst, oder deine Herausforderungen so groß sind, dass du nicht weißt, wo dir der Kopf steht, dann ATME:

Du atmest 4 Schläge ein und 8 Schläge aus.

Mache es jetzt zum Verinnerlichen einige Male.

Stress weg atmen und singen

Vielen Leuten reicht das Atmen allein schon. Das kannst du auch sehr gut unbemerkt machen. ABER:

Ein LUX-Lied beim Ausatmen wird dir helfen, deinen gestressten Kopf zur Ruhe zu bringen. Falls du nicht unbemerkt singen kannst, dann reicht es, wenn du den Text und die Melodie denkst. Ja, das geht – natürlich am besten mit einem Ohrwurm.

Aber wenn du dich aus dem Raum, in dem der Stress gerade stattfindet, zurückziehen kannst (Toilettengang?) – mach das!

Also vier Schläge einatmen und dann leise beim Ausatmen singen oder summen.

Falls dir in einer stressigen Situation nicht die richtigen Affirmationen einfallen, die dir dann helfen können, habe ich hier einige Sätze, die du beim Ausatmen mit Melodie hinzunimmst. Wie schon erwähnt, denken im Kopf mit leisem Summen geht auch:

Tief einatmen und dann 4 Zeilen singen oder summen und denken:

Ich lasse los

Alles ist gut

Ich hab Vertrauen

Das wird vergehen

»‚DANKE' IST DAS BESTE GEBET, DAS JEMAND SAGEN KANN. ICH SAGE ES OFT. ES DRÜCKT DEMUT AUS UND ERKENNTNIS DAFÜR, DASS WIR UNS IN DIESER WELT DES GEBENS UND NEHMENS GEGENSEITIG BRAUCHEN.«

Alice Walker

Mit Dankbarkeit zum Reichtum Leben

In diesem Kapitel möchte ich dich einladen, mal wieder mehr Dankeschön zu sagen. WAS ist eigentlich Dankbarkeit? Ist es die gute Kinderstube, in der wir gelernt haben, hübsch Dankeschön zu sagen, wenn wir etwas bekommen haben? Oder ist an dem Lied »Danke für diesen guten Morgen« etwas dran?

Dieses Thema liegt mir wirklich sehr am Herzen. Falls du bis jetzt nicht genügend Dankbarkeit in dein Leben eingeladen hast, dann werden dir LUX-Lieder dieses Thema wirklich vereinfach, denn:

Je dankbarer du bist, desto mehr fällt dir das Positive in deinem Leben auf.

Und je positiver sich dein Leben verhält, desto höher schwingst du.

Erinnerst du dich noch an meine Worte am Anfang des Buches? Das Salz im Regal siehst du solange als selbstverständlich an, bis du keins mehr bekommst. Gerade Coronabedingt durften wir lernen, dass es einige Dinge im Supermarkt plötzlich nicht mehr gab. Und wer dann Toilettenpapier sein Eigen nennen durfte, der hat Party gefeiert ... wegen Klopapier!

Alles, was wir täglich verzehren, ist eigentlich selbstverständlich da. Aber weißt du, wie lange das noch so weitergeht? Ich nicht, aber ich glaube, da verändert sich gerade etwas ganz Grundlegendes in unserer Welt. Es kann ja auch nicht so weitergehen. Man sagt, allein für die Ressourcen der Deutschen bräuchte man drei Planeten. Passt doch nicht. Also lass uns mal lieber dankbar sein für alles, was wir heute haben.

Vielen Menschen ist die Dankbarkeit abhandengekommen. Hast du dir schon mal Gedanken gemacht, dass hinter dem Gemüse, das du kaufst, Bauern stehen, die dieses Gemüse angebaut, gepflegt und geerntet haben? Dass dann Menschen die Ware verpackt haben, Lastwagen oder vielleicht sogar Containerschiffe gefahren sind, und das alles nur, damit du dein Gemüse auf dem Teller hast?

All den Prozessen, die stattfinden, damit wir lecker satt werden, dürfen wir danken. Müssen wir sogar!

Und ich bringe jetzt noch einmal das Wort »Wertschätzung« ins Spiel: Schätzt du es wert, erkennst du es an, dass etwas FÜR dich passiert ist?

Danke an die Bauern, Spediteure, Lieferanten und Fahrer. Sie haben alle für dich gearbeitet. Okay, du hast Recht, du hast ja auch dafür bezahlt. Trotzdem schulst du dein Bewusstsein für diese Dinge. Und so kommst du automatisch in ein wertschätzendes Gefühl und siehst, in welch reichem Land du lebst, dass diese Prozesse funktionieren.

Sing doch jetzt direkt ein kleines DANKESCHÖN!

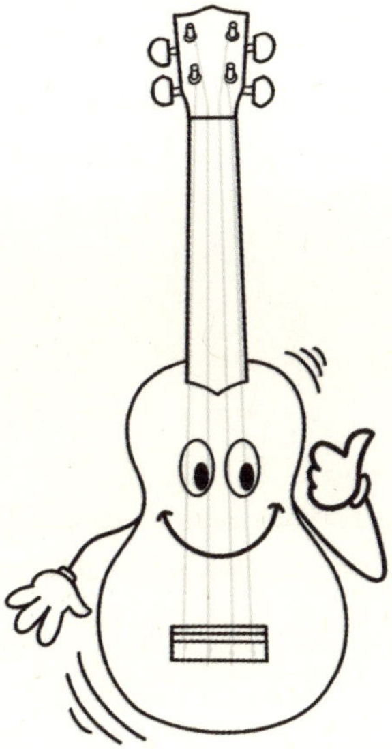

Im JETZT und HIER

Wir leben in einer unfassbar schnellen und oft sehr oberflächlichen Welt. Du und ich, wir neigen dazu, zwei, drei oder sogar noch mehr Dinge gleichzeitig zu machen:

- Wir kochen, während wir eine Serie schauen, passen dabei auf Kinder auf und chatten gleichzeitig mit einer Freundin.
- Wir essen, während wir Zeitung lesen und beantworten gleichzeitig E-Mails.
- Wir gehen spazieren und haben den Kopf voll mit tausend Gedanken, also zwischen beiden Ohren Kopfschrott pur
- Und, und, und…

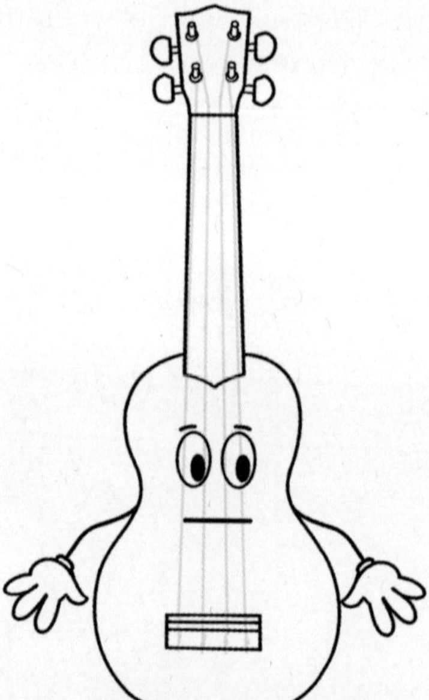

Es gibt noch so viele Dinge mehr, und sicherlich findest du dich in der einen oder anderen Situation wieder.

Mit einem einfachen kurzen Freeze und dazu ein DANKESCHÖN-Lied unterbrechen wir diesen Autopiloten: kochen, Dankeschön singen, chatten mit der lieben Freundin, Dankeschön, lächeln, Dankeschön!

Es wird uns bewusst, unser Leben ist ein Privileg, ein Geschenk. 100 % im Moment sein, beim Essen, beim Trinken, in der Natur, immer 100 % Genuss für dich. Wenn du dein Leben als Privileg siehst, und voller Dankbarkeit durch den Tag gehst, wird das ganze Leben leichter.

Nimm dir nach diesen Zeilen etwas Zeit und überlege ganz spontan:

Für was bist du jetzt schon dankbar?

Wie zeigst du die Dankbarkeit?

Für was darfst du außerdem dankbar sein?

*»SELBSTLIEBE IST DER BEGINN
EINER LEBENSLANGEN ROMANZE.«*

Oscar Wilde

Aus Liebe zu dir

Dies ist jetzt wirklich eine Herzensangelegenheit, also meine Herzensangelegenheit für dich. Denn …

ALLES, was wir tun, können wir in Liebe zu uns selbst machen.

Es gibt so viele Situationen im Alltag, in denen wir die Liebe zu uns mal laut werden lassen dürfen: Viele Menschen machen z. B. Sport, weil sie Angst haben, dick oder krank zu werden. Aber du kannst Sport auch aus Liebe zu deinem Körper machen.

Du kannst dir ein Getränk machen, weil du Durst hast. Du kannst es dir aber auch aus Liebe zu dir machen. Vielleicht gibst du dir dann sogar noch ein bisschen mehr Mühe.

Je bewusster dir wird, dass du diese Dinge aus Liebe zu dir machst, umso besser programmierst du es: Trampelpfad – Autobahn. Auch bei diesem Thema.

Was vielen Menschen befremdlich erscheint, ist die Liebe zu sich selbst, wenn man sich im Spiegel ansieht. So mal wahrhaftig in die Augen schauen, den Bewerter herausnehmen und aus ganzem Herzen sagen: Ich liebe dich: Du glaubst gar nicht, wie vielen Menschen das schwerfällt.

Wie so oft, ist das zu sagen schwierig, aber singen geht. Deswegen habe ich für diese Situation ein LUX-Lied geschrieben.

Das ist nun wirklich sehr persönlich, aber es zeigt dir, wie einfach eine Aneinanderreihung von Affirmationen zu einem schönen Lied werden kann:

Ich liebe dich

Es ist mir eine Freude

dich durch meine Liebe

aufblühen zu lassen.

Du hast wunderschöne Augen.

Ich liebe deine schöne Figur.

Liebe jeden Zentimeter an dir

von ganzem Herzen.

Ich liebe dich,

mein Körper, weil du mich

aufrecht erhältst.

Ich liebe dich

und meine liebe Seele unendlich.

Du darfst es jetzt singen. Oder noch besser: dein eigenes schreiben. Aber erst, nachdem du dir ausführlich Gedanken gemacht hast. Vielleicht gibt es etwas an dir, was du schon seit vielen Jahren so gar nicht magst. Das schleppst du nun schon so lange mit dir herum. Mache dir bewusst, wie viel Energie du dieser Tatsache immer wieder schenkst.

Wie gesagt, je bewusster, desto besser!

Und ich erinnere dich jetzt noch einmal an dein Commitment vom Anfang: Du möchtest den Heiler in dir aktivieren! Je bewusster und ausführlicher du dieses Kapitel bearbeitest, desto mehr profitierst du davon. Du GEWINNST die Einsicht, dass du, nur du, ganz allein, das BESTE bist, was dir je passieren konnte.

Singe das Lied von Silbermond, aber nicht »Du bist das Beste, was mir je passiert ist«, sondern:

ICH BIN das Beste, was mir je passiert ist.

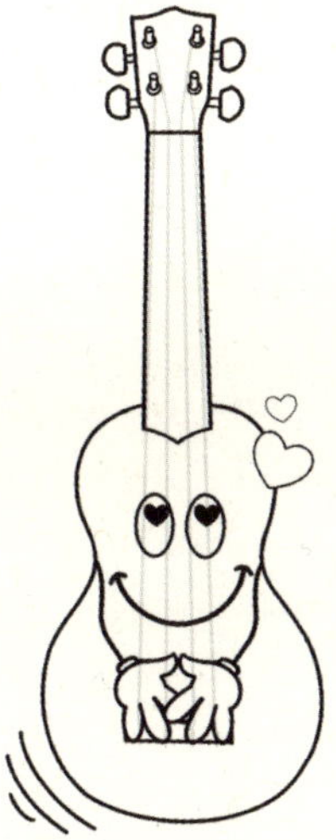

Du bist ein Wunder der Natur. Es ist alles da.

Diese innere Arbeit ist essentiell: Es ist das Fundament, auf dem du ein ganzes Leben stabil aufbauen kannst. Zuerst auf die wichtigste Beziehung in deinem Leben: die zu dir selbst. Und danach auf die zu anderen.

Selbstliebe/Selbstwert/Selbst-bewusst-sein/Selbstvertrauen

Zu Beginn werde ich dir jetzt eine Zahl um die Ohren hauen, die ich selbst kaum glauben konnte. Bruce Lipton, der amerikanische Entwicklungsbiologe und Stammzellenforscher, sagt: 80–90 % der zivilisierten Menschheit wird negativ auf Selbstliebe getestet. 80–90 % – mit anderen Worten verbleiben nur 10–20 % der Menschen in der zivilisierten Welt **mit ausreichender Liebe für sich**.

Es hat mehrere Gründe, aber den größten Anteil finden wir in den ganz jungen Jahren: Wir wollen als Kinder alles richtig machen, wir möchten geliebt und gelobt werden. Aber unsere Eltern kritisieren uns mit Verbesserungen und mit dem Aufzeigen von Fehlern, um das Beste aus uns herauszuholen. Das programmiert schon sehr früh einen Mangel an Liebe oder Wertschätzung sich selbst gegenüber.

Bis zum 7. Lebensjahr haben wir allen Kopfschrott mitbekommen: nicht gut genug, nicht schlau genug, nicht fleißig genug … hat sich schon tief in unser System gegraben. Zack, enter, einprogrammiert. Und dann denken wir, wir hätten es wirklich nicht verdient, geliebt zu werden.

Deepack Chopra sagt dazu: »Die Beziehung zu dir selbst ist die wichtigste Beziehung in deinem Leben, denn die Beziehung zu dir selbst bestimmt alle Beziehungen von anderen Menschen zu dir.«

Es ist diese Beziehung, die bestimmt, wie sehr du in der Lage bist, Liebe zu geben und Liebe zu empfangen. Wenn du dich liebevoll um dich selbst kümmerst, wird dir bewusst, dass du ein Wunder der Natur bist. Du bist kostbar und liebenswert. Ja, der Wert, den du selbst in dir erkennst, steigt mit deiner Selbstliebe proportional an. Je mehr du dir Liebe schenken kannst, desto mehr strahlst du das nach außen. Und wir sozialen Geschöpfe lieben Menschen, die strahlen!

Liebe dich so, wie du bist, egal, wie alt du bist, wie du aussiehst oder wie reich oder arm du bist. Die Beziehung zu dir selbst ist der Grundpfeiler zu innerer Zufriedenheit und zu deinem glücklichen Dasein.

So, und jetzt habe ich direkt eine Mini-Übung für dich: Schreiber und Papier bereit? Dann kann es schon losgehen:

Zähle nun spontan innerhalb einer Minute 10 Dinge auf, die du an dir selbst liebst. 60 Sekunden laufen jetzt…

Ich weiß, eine Minute ist nicht viel, aber bist du fertig geworden oder hättest du vielleicht sogar noch 10 Minuten weiterschreiben können? Denkst du jetzt zufällig »WHAT? 10 Minuten? Ich habe kaum 10 Dinge gefunden?« Wenn du keine 10 Dinge gefunden hast – und wenn du nicht endlos hättest weiterschreiben können, dann danke dir selbst einmal mehr, dass du dieses Buch liest.

Ich verrate dir etwas: Ich könnte sogar eine Stunde schreiben! Ich könnte jede Zelle meines Körpers beschreiben und sagen: YES – LOVE IT!

Weißt du, wie es manchmal auch zutage kommt, dass wir uns selbst nicht genug mögen? Wenn du die gleiche Übung wiederholst mit einer anderen Person, einer, die du gern hast! Wie viele positive Eigenschaften kannst du jetzt nennen? »Ach meine Freundin, die kann ja dies und schafft ja das, und die hat ja Beine … und immer, einfach immer gute Laune, und die strahlt …!« Usw.

Und jetzt MUSS ich leider doch diese schon oft genannte aber so wahre Frage stellen: Wenn du dich selbst nicht liebst, wer soll es denn sonst tun? Es kann niemand. Funktioniert nicht. Das kann vielleicht noch ganz am Anfang funktionieren, rosa Wolken, bling, bling.

Aber wenn du es weiterhin gar nicht ausstrahlst – also die Liebe, die nach innen strahlt, dann nach außen strahlt – dann wird es wohl nicht lange dauern, und schon ganz bald wird dieser neue, liebe Mensch dir sagen: »Seit wann haste denn das kleine Bäuchlein da? Ach, wenn du so bist, dann nervst du mich!« Und weißt du, was das Schlimmste ist? Der kann noch nicht mal was dafür! Der gehorcht ja nur deiner ausgesandten Energie! Amen.

Apropos Kirche, es steht ja sogar in der Bibel: »Liebe deinen Nächsten wie dich selbst!« Das ist doch mal eine krasse Aufforderung zur Selbstliebe! Im Umkehrschluss hieße das ja: Wenn ich mich selbst nicht leiden kann, dann soll ich meinem Nächsten auch eine einschenken? Ich glaube nicht, dass Jesus das so gemeint hat! Liebe deinen Nächsten so liebevoll und besonders, wie es irgendwie geht!

Tja, aber da fragst du dich natürlich auch, wie? Wie kann ich mich selbst lieben? Ich kenne mich doch schon so verdammt lange, und ich kenne all meine Fehler und Eigenarten und Schwächen … Wie soll ich mich da denn lieben?

Okay – eins nach dem Anderen: wenn du z. B. an einem Spiegel vorbeigehst, was denkst du, wenn du dich siehst: geiler Typ, mega Schnitte? Oder denkst du: ach du Schande, wie sehe ich denn aus? Wie hab ich meine Haare, der Bauch, den Hintern …?

Bist du dir bewusst, was du über dich denkst? Dein Bewusst-Sein, dein Selbst-Bewusst-Sein kommt aus dir. Beobachte dich doch mal! Und wenn es bislang das große »Ach du Schande« vor dem Spiegel war, dann möchte ich dich einladen, ein Liebeslied für zu singen.

Sagen war für dich bis jetzt vielleicht schwierig, aber singen geht. Schreibe dir dein eigenes Lied mit liebevollen Worten bestückt, und lass dich dann den Rest des Tages von einer schönen, bewusstmachenden Melodie begleiten.

Du bist genauso gut, wie du bist.

Es ist die Basis, auf das wir unser Leben aufbauen, und es muss richtig stark sein, egal wie da draußen der Wind tobt.

Die Liebe zu dir selbst ist dein Fundament.

Du wirst vielleicht auch schon die Erfahrung gemacht haben, dass, wenn man sich selbst eh nicht gerade so toll findet, es auch in anderen Bereichen einfach nicht läuft. Wie oft hast du diesen Tag, an dem du dir morgens im Spiegel schon Schrott erzählt hast, danach viele Gedanken gehabt wie: »Ich kann nichts! Ich schaff es nicht! Keiner mag mich! Ich werde nie zu den Besten gehören!«

Ein limitierender Glaubenssatz: Ich bin nicht gut genug

Wir sind täglich einem System ausgesetzt, das versucht, uns denken zu lassen, dass wir nicht genug sind. Die Menschen faken Fotos für Instagram, um sich noch schöner zu machen. Hier die Pickel weg, da den Bauch dünner, dann noch den Po ein bisschen straffer … und darüber hinaus basiert unsere gesamte Werbung auf Mangel. Und damit basierst sie auf die Tatsache, dass du so, wie du bist, nicht gut genug bist: Du brauchst unbedingt diesen Rasierer, jenen Duft, dieses super Sportgerät und weiß Gott was, nur damit du »gut genug« bist.

Nun möchte ich doch noch einmal zum Anfang zurückkehren, und ich frage mich gerade, ob du dir über deine Erziehung schon einmal Gedanken gemacht hast. Spätestens mit dem Schuleintritt wurde sehr vielen von uns eine Haube aufgesetzt, die uns nicht wirklich passte. Wir wurden oft in eine Form gedrückt, die für uns nicht passend war, aber wir wurden in einer anderen Form »passend gemacht«.

Prof. Dr. Gerald Hüther erklärt, was mit uns als Kind passiert, wenn wir in die Welt der Erwachsenen gepresst werden.

Wir haben als Kinder zwei Grundbedürfnisse mit auf diese Welt gebracht:

- Das Bedürfnis nach Verbundenheit
- Das Bedürfnis nach Selbstverwirklichung

Wenn wir als Kind also zum Objekt gemacht wurden, dann hat man uns im Grunde genommen unfassbar wehgetan. Wir wurden benutzt für die Vorstellungen unserer Eltern oder der Erzieher. Du hast etwas gebaut und dann hieß es: »Mach es lieber so, dann ist es stabiler!« oder wenn du etwas gemalt hast, dann haben sie dich vielleicht sogar gelobt, und im Nachgang noch ein motivierendes »Wenn du das so malen würdest, dann wird das noch schöner« hinterhergesetzt. Tja, mit diesen Motivationen wollten sie das Beste aus uns Kindern herauszuholen. Was ja nicht immer falsch ist …

Und ehrlich, ich nehme mich selbst da nicht raus. Wir Erwachsene machen das oft so. Im Zweifelsfall wissen wir tatsächlich besser, wie man einen Turm stabil baut. Aber sogar solche gutgemeinten Sätze zeigen dem Kind ja einen Mangel, einen Fehler auf. Und es MUSS nicht, aber es kann danach zu einem fruchtbaren Boden werden, der uns nicht guttut.

Was ist dann wohl erst, wenn wir gesagt bekommen: »Du bist zu klein«, »Du bist dick«, »Du bist hässlich« oder »Sei nicht so dumm!«? Wenn dir als Kind also ständig deine »Makel« aufgezeigt werden, werden diese Gedanken für dich zu deiner Lösung, zu deinem Mantra. Und wenn dann später jemand kommt: Du bist klein, dick, hässlich … dann sagt das erwachsene Kind: Ja klar, weiß ich schon. Du erzählst mir nichts Neues. Das war schon immer so.

Und es muss sich gar nicht so böse anhören, wie ich es beschrieben habe: Wer sagt schon »Du bist hässlich« zu seinem Kind. Das kann so eine ganz kleine Pike sein, die man nebenbei hört: »Ja, die Himmelfahrtsnase, die hat sie von ihrer Oma geerbt.«

Ich hoffe, du verstehst, worauf ich hinaus will. Es ist wieder das Bewusstmachen von diesen Gedanken, die zu deinem Selbst-Bewusst-Sein führen!

Selbstverwirklichung

Wir dürfen übrigens diese Grundbedürfnisse, die wir als Kind ganz spielerisch gelebt haben, heute wiederentdecken. Selbstverwirklichung hört nie auf: Du darfst dich selbst-verwirklichen. Damit darfst du dich täglich fragen: Wer bin ich selbst, und möchte ich das jetzt überhaupt?

Beispiel Familientreffen: Möchte ich mich mit diesen Menschen treffen? Tun mir diese Menschen gut? Unterstützen sie mich in meinem Sein, oder bremsen sie mich, weil sie mich in die alte Form pressen?

Oder jemand anderes bestimmt über das Fernsehprogramm am Abend: Möchte ich das auch sehen? Tut mir dieses Fernsehprogramm gut?

Werde aufmerksamer und mache dir bewusst, was du jeden Tag entscheiden kannst. Werde selbst-bewusst! Wenn du bemerkst, was dir nicht guttut, und du diese Dinge in deinem Leben veränderst, dann beginnst du, »lieb« zu dir zu sein.

Viele Leute meinen, sich selbst zu lieben wäre egoistisch. Das ist aber doch ein riesiger Unterschied. Dich selbst lieben kannst du ganz allein für dich. Du brauchst niemanden und keine Bestätigung von außen. Aber ein Egoist oder ein Egozentriker, die BRAUCHEN ja gerade die Anderen. Sie finden, sie wären die Tollsten, stellen sich in die Mitte und lassen sich feiern und saugen diese Energie auf. Sie brauchen diese Energie von anderen. Und du? Du hast deine liebevolle Energie ganz für dich.

Ja, sei lieb zu dir. Diese liebevolle Art wird dich wieder mit deinem wahren Ich verbinden. Du wirst wieder dein eigener Boss im Hause sein. Du übernimmst jetzt komplett das Steuer für deine Flugreise.

Du bist die Pilotin.

Du bist der Pilot.

Du entscheidest, wo deine Reise hingeht.

Und wenn du erst einmal angefangen hast, das Fernsehprogramm zu hinterfragen, und feststellst, was dir sonst noch nicht guttut, werden deine Gedanken klarer. Das wird immer größere Kreise ziehen. Und so kommst du zurück zu deinem Grundbedürfnis, das du schon auf die Welt gebracht hast: dich selbst zu verwirklichen, deine Wahrheit zu leben.

Adjektive für Dein LUX-Lied:

Ich bin gut. Ich bin schön. Ich bin mutig. Ich bin wundervoll.

Ich habe Kraft. Ich habe Mut. Ich habe Licht. Ich habe Liebe.

»DER ERFOLG IST NICHT ENDGÜLTIG, DAS SCHEITERN IST NICHT FATAL: WAS ZÄHLT, IST DER MUT, WEITERZUMACHEN.«

Winston Churchill

Erfolg

Zwei Gründe für Misserfolg

Weißt du, warum Menschen nicht erfolgreich sind? Die häufigsten 2 Gründe sind:

1. Du hast eine mega Idee, von der du total begeistert bist, und dann erzählst du es Menschen in deinem direkten Umfeld, die keine Ahnung haben. Die keine Visionäre sind. Menschen, die nicht in Lösungen denken, sondern eher den Mangel sehen. Sie vertreten oft die stagnierende Meinung mit »Das funktioniert doch nicht!« oder noch schlimmer, sie resignieren mit »Kann man nix machen!«

Achtung vor Menschen in deinem direkten Umfeld, die mehr Probleme sehen als Lösungen!

2. Du hast eine mega Idee, du bist begeistert und nach 3 Tagen bist du immer noch begeistert, vielleicht nach einer Woche auch noch, aber wehe, wenn der Wind mal richtig von vorne weht und es krasses Geacker wird. Sehr viele Menschen hören auf, an ihre Idee zu glauben, wenn es schwierig wird. Zu anstrengend, zu kräfteraubend!

Es geht ALLES, wenn du nur willst!

Kannst du dich an den Anfang des Buches erinnern: Du hast mit dir ein Commitment geschlossen? Die Bereitschaft und Verpflichtung dir selbst gegenüber, den Heiler oder die Heilerin in dir zu aktivieren.

Du KANNST gar nicht erfolgreich werden, wenn du nicht das »JA, ich will!« mitbringst.

Dieses Buch ist mein Commitment, meine Verpflichtung mir und dir gegenüber.

Was ist deine Verpflichtung dir gegenüber?

Willst du wirklich Erfolg haben? Und dabei ist das Thema sehr individuell, es muss nicht immer um die Karriere gehen. Gesund werden, Geld verdienen, mehr Sport machen, deinen Herzensweg gehen, Ängste loswerden, Vertrauen aufbauen, Vergebung üben, intuitiver werden, und, und, und … Frage nach den Zielen und dann: WILLST DU DAS WIRKLICH?

Menschen haben eine Idee und sind begeistert und dann haben sie das falsche Umfeld oder keinen Biss.

Was glaubst du, wie viele gute Ideen liegen auf dem Friedhof?

Fast jeder Mensch hat mindestens einmal in seinem Leben eine Idee, die er oder sie aus den gerade genannten Gründen nicht umsetzt. Und dann landen sie in der Schublade, und am Ende? Werden sie begraben.

Hast du so ein Gefühl, da ist noch mehr für dich? Spürst du tief in deinem Herzen oder in deinem Bauch einen Ruf? Oder ist er schon ganz fest im Kopf oder sogar schon in der Schublade und möchte RAUS?

Was hast du, was andere berühren würde oder womit du anderen helfen könntest?

Es geht um deinen Herzensweg! Fühlst du dein Herz und ist dein Weg für dich stimmig?

Singe:

Ich fühle mein Herz.

Ich fühle meinen Weg.

Ich folge meinem Herzen.

Ich gehe meinen Weg.

Wenn du dieses kleine Feuer vorerst nur im Herzen hast, dann darf es erstmal im Kopf ankommen. Und wenn es da durchhält, dann kommt es zu Papier. Heißt:

Wie ich es schon im Modul der Affirmationen erwähnt habe: Gedanken werden zu Taten, bedeutet eben auch: Wenn du dir morgens vornimmst, heute das Happy End deiner Serie zu erreichen, dann kann es sein, dass aus dir an diesem Tag nichts anderes als ein Seriengucker wird.

Aber denke doch mal, wie es wäre, EINE Stunde täglich an deinem Erfolg zu arbeiten! Es ist ja nicht auszudenken, was alles passieren kann, wenn wir uns positiv denken! Aus Gedanken werden Handlungen – sei dir dieser Tatsache immer bewusst!

Ich glaube daran, dass genau jetzt in diesem Moment eine neue Zeit für dich beginnt.

In dieser Welt, die immer weiter auseinander driftet, brauchen wir deine Liebe, wir benötigen dein Licht und deine Schöpferkraft. Die neue Zeit mit diesen neugeschriebenen Regeln auf einem komplett neuen Spielfeld beginnt genau jetzt.

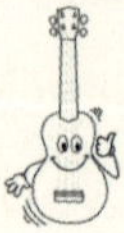

Angst auf dem Weg zum Erfolg

Kommt bei dir manchmal der Gedanke: Was, wenn? Kann ich das schaffen? Kann ich alles lernen? Kann ich die richtigen Antworten geben?

Ich möchte dir etwas sagen, was dich beruhigt: Das kennt jeder und ist völlig normal. Ein großes Kopfschrott-Karussell versucht immer wieder, in unserem Kopf loszudrehen.

Wir Menschen werden mit 3 Urängsten geboren:

1. Angst vorm tiefen Fall

2. Angst vor lauten Geräuschen

3. Angst, aus einer Gruppe ausgeschlossen zu werden.

Nur diese drei. Alle anderen Ängste kommen später von außen hinzu. Wir haben sie gelernt (weil es uns jemand gesagt hat oder aus unseren Erfahrungen), oder wir haben sie geerbt.

Ja, unsere Vorfahren hatten vielleicht die gleichen Ängste, konnten sie nicht loslassen und haben sie, das kann die Epigenetik heute beweisen, an uns weitergegeben.

Und dieser 3. Punkt ist unser größter Feind in der Persönlichkeitsentwicklung: Wir wollen unbedingt dazugehören, geliebt und anerkannt für unser Sein oder unsere Leistung.

Wenn du dich davon befreien kannst, ist der Weg frei zu fragen: Was hast du oder was kannst du, was andere bereichert oder anderen hilft?

Vielleicht bemerkst du jetzt: Du möchtest deinem Leben einen Sinn geben. Du spürst – dir ist die »Gruppe« jetzt nicht mehr so wichtig, wie die Selbstverwirklichung. Denn du bist besonders. Niemand ist gleich – und du bist besonders anders. Menschen, die anecken, benötigen Courage, Mut und Kraft. »Anders« ist in mancher Augen speziell. Menschen die anders sind, müssen etwas aushalten.

ICH BRAUCHE NICHT FÜR ANDERE BESONDERS ZU SEIN.

DENN ICH BIN ICH.

ICH BIN GENAU SO GUT, WIE ICH BIN.

ANDERSSEIN, DAS IST EIN KOMPLIMENT.

(WER WILL DENN SCHON GEWÖHNLICH SEIN?!)

ICH BIN ANDERS, UND DAS MACHT MICH BESONDERS,

ICH BIN EINZIGARTIG IN MEINEM SEIN.

Und auch du bist einzigartig in deinem Sein.

»MÖGEN DEINE ENTSCHEIDUNGEN DEINE HOFFNUNGEN WIDERSPIEGELN, NICHT DEINE ÄNGSTE.«

Nelson Mandela

Gleiches und Gleiches gesellt sich gern

Es ist logisch, dass die Gruppe am liebsten homogen ist. Und wenn du »anders« bist als die anderen, dann kann es gut sein, dass du »raus« DARFST. Ja, du musst nicht. Es gefällt dir eh nicht mehr in der Gruppe von vorher. Du hast vielleicht gerade einen Blick über die Düne gehabt, hast den großen weiten Ozean gesehen. Und nun möchtest du mehr. Und die Gruppe ist ganz zufrieden an Land. Dort ist die Komfortzone, und das ist okay!

Falls du also auch gerade auf deinem Weg bist, weg von der gemütlichen Insel, von dem schönen festen Boden unter deinen Füßen: Ich habe jetzt eine schlechte und eine gute Nachricht für dich:

Die schlechte Nachricht, oder ich möchte sagen, die eher schwierige Nachricht: Damit musst du klarkommen. Du schwimmst ohne deine Inselfreunde ganz allein über den Ozean.

Die gute Nachricht: Aber nur für eine bestimmte Zeit! Und zwar so lange, bis du dich mit Menschen umgibst, die wiederum genauso denken wie du: die deine Ziele verstehen, die auch wachsen wollen, und die andere groß machen und an andere zurückgeben.

Wisse, diese dritte Angst kann dich blockieren. Sie zeigt dir die Angst vor dem Alleinsein und zieht dich zurück in alte Muster von »Vielleicht bin ich doch nicht gut genug« oder »Mache ich das Richtige?«.

Denkst du so etwas oder Ähnliches manchmal? Dann komme ich doch noch einmal kurz zu dem Kapitel, in dem wir etwas ausführlicher den Kopfschrott behandelt haben:

Was du über dich selbst denkst, hat Auswirkungen auf deine Gefühle, deine Körpersprache, deine Kommunikation und auf dein Handeln.

Umso wichtiger ist es, dass du dich dafür entscheidest, positiv zu denken!

Wann immer du bemerkst, dass dein Kopf dir Schrott über dich erzählt, darfst du genauer hinsehen. Fang an, dich selbst zu programmieren und dein Gehirn mit positiven Glaubenssätzen zu füttern!

Erfolg beginnt im Herzen und geht über den Kopf!

Genauso wie Zufriedenheit und Glück. Dein zukünftiges Ich wird es dir danken, wenn du genau jetzt mit diesem Erfolg beginnst.

Diese Themen können alle sehr aufreibend sein. Wenn es dich sehr herausfordert, lade ich dich von Herzen ein, dich mit mir in Verbindung zu setzen. Ich würde mich freuen, mit dir persönlich darüber zu sprechen. Schreibe mir einfach eine persönliche Nachricht an info@luxlieder.com.

*»MEIN LICHT LEUCHTET,
DAMIT ICH ANDEREN DEN WEG LEUCHTE.
UND DEINS?«*

Inka Weber

Botschaften für deinen freien Weg

Ich habe jetzt ein paar Sätze für dich, mit denen öffnest du aktiv deinen Weg. Ja, ich habe es dir am Anfang geschrieben: Du wirst wieder ganz den Platz der Pilotin oder des Piloten einnehmen. Es ist DEIN Flieger, und du allein entscheidest, ob er abhebt und wohin er fliegt!

Übrigens: ich SINGE diese Zeilen auch, wenn mein Kopf mir Schrott erzählt:

»Ich kann alles lernen.«

»Ich darf Fehler machen.«

»Ich kann mir alles ermöglichen.«

»Ich bin liebenswert.«

»Ich habe es verdient.«

Was immer deine Bilder sind, wisse: du hast es verdient, erfolgreich zu sein!

Denke daran:

Erfolg und Zufriedenheit und Glück kommen nicht von außen zu dir, alles entsteht IN DIR!

Erfolgsregel Nr. 1

Was glaubst du, worum geht es in dieser »Höher-schneller-weiter-Welt«?

Geht es wirklich immer ums Geld? Ja, aber nur in genau dieser »Höher-schneller-weiter-Welt«. Aber sie ist nicht überall!

In der Welt der Liebe geht es um andere Werte:

Es geht ums Heilen. Es geht ums Helfen. Es geht ums Wachsen.

Kennst du diesen Spruch: »Das letzte Hemd hat keine Taschen.«?

Du kannst am Ende NICHTS mitnehmen. Keine Häuser, kein Geld, kein Gold, keine Aktien und keine Kryptowährungen – du weißt, was ich meine. Also nichts von all dem Material.

Mein Lied dazu: **Es geht nicht ums Geld – es geht ums Geben!**

Es geht ums Geben! Es geht darum, anderen zu helfen! Es geht darum, andere groß zu machen, andere wachsen zu lassen, andere erfolgreich zu machen.

Der **Schlüssel Nr. 1 zum Erfolg und Glück** ist, zuerst andere Menschen erfolgreich und glücklich zu machen. Punkt. Das war es. Andere groß machen, das kannst du auch!

Fragen an dich:

- Wo sind Menschen in deiner Umgebung, die du groß machen kannst?
- Wo kannst du helfen und deine Liebe, deine Zeit, deine Energie schenken?

Vielleicht hast du es bereits gemacht: Hast du in deiner Vergangenheit ein Ehrenamt ausgeübt? Hast du geholfen, ohne Geld dafür zu nehmen?

Wenn ja, MEGA! Wenn bis jetzt noch nicht, dann fange doch heute damit an: Hast du Freunde, denen du helfen kannst, groß zu denken oder groß zu sein? Oder Kollegen? Verwandte?

Finde heraus, ob sie Visionen haben. Denkt gemeinsam groß!

Zahle auf das Beziehungskonto des Anderen ein – dann kommt es zu dir zurück.

Allein, wenn du deinen Mitmenschen sagst, dass Großes in ihnen steckt, löst du einen Mechanismus aus, der seinesgleichen sucht.

Mache Komplimente, sieh das Besondere, sieh den Segen darin, dass du diesen Menschen getroffen hast. Ihr seid verbunden – genau für diesen besonderen Moment. Und jedes Mal, wenn du andere groß machst, wächst du mit ihnen.

Du schwimmst jetzt nicht mehr allein im riesigen Ozean, du kommst in einen Flow. Es läuft! Vielleicht haben dich andere an Bord genommen, denen du dienen kannst. Vielleicht kannst du aber auch andere Schwimmer an Bord nehmen.

Höher, schneller, weiter war gestern.

Sei du das Vorbild für andere, nimm sie mit auf die Reise und zeige dein Licht UND deine Dunkelheit, zeige dich GANZ!

Dann gibst du auch anderen die Chance, sich zu zeigen. Und wiederum könnt ihr gemeinsam daran wachsen.

Es ist egal, was du tust, solange es andere größer macht. Alles, was du Gutes tust, wird irgendwann zu dir zurückkehren. Wie es in den Wald hineinschreit, so schreit es heraus. Oder: Einfallswinkel gleich Ausfallswinkel.

Aber bitte habe Geduld!

Vergleiche dich in keinem Fall mit Menschen, die schon vor vielen Jahren begonnen haben, auf ihr Beziehungskonto einzuzahlen.

Wer schon in jungen Jahren andere groß gemacht hat, kann wahrscheinlich viel früher etwas abheben als jemand, der gerade erst damit beginnt.

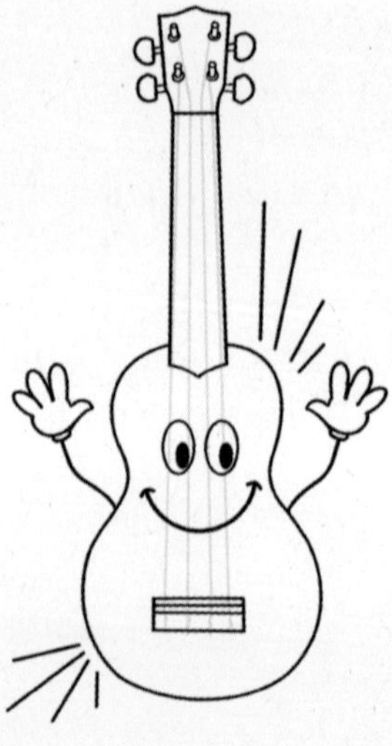

Erfolgsregel Nr. 2

Umgib dich mit Erfolg, denn du bist: die Bücher, die du liest, die Filme, die du siehst, die Menschen, mit denen du Zeit verbringst.

Du bist die Summe der Dinge, die du tust und nicht tust, und diese Summe bestimmt dein Leben.

Du, nur du alleine, bestimmst, was du liest, was du schaust und mit welchen

Menschen du deine Zeit verbringst.

Jim Roan, der Urvater der Persönlichkeitsentwicklung hat gesagt:

»Bestimme über den Tag oder der Tag bestimmt über dich!«

Entweder du bestimmst die Minuten und Stunden in deinem Tag, in denen du gute Bücher oder Artikel liest, die dich stärken und wachsen lassen, ODER der Tag macht das für dich. Du wirst überrannt von Werbebotschaften und alle wollen etwas von dir. Lege in deinen Kalender Termine an mit dir selbst für deinen Erfolg.

Den Fokus auf etwas zu haben, heißt auch NEIN zu sagen: Nein zu Netflix, nein zu Youtube, nein zu Menschen, die dich von deinem Weg abbringen wollen, nein zu Ablenkung. Fokus heißt TUN! 100 % Fokus auf dein Ziel, und wenn es sein muss auch mal sagen:

»Danke für die Einladung, aber nein danke«

Also, an die Arbeit! Es gibt viel zu tun: Was immer du machst, ob es etwas Kreatives ist, etwas Handwerkliches oder Heilendes, egal was deine Idee ist: Hauptsache du kommst ins Tun!

Du kannst es. Ich weiß das. Du bist großartig!

Wachstum und Erfolg visualisieren

Wachstum wird sich auch wie ein Verlust anfühlen. Wenn du wächst und erfolgreicher wirst, gefällt es deinem Gehirn nicht. Es möchte dich zurückziehen in alte Denkmuster. Es ist für das Gehirn einfacher, alte Denkmuster zu verarbeiten. Also muss sich ein Teil von dir neu ausrichten. Tja, aber woher willst du wissen, ob es richtig ist, was du vorhast:

Wenn dein Kopf und dein Herz gemeinsam JA schreien, dann machst du es!

Wenn dein Kopf ja sagt und dein Herz nein, dann lässt du es.

Und ich werde nicht müde, wieder deinen Kopfschrott anzusprechen. Auch bei dem Thema Erfolg ist dein Gedankengut ein wichtiger Bestandteil. Kontrolliere deine Gedanken, denn 99 % des Schmerzes in deinem Leben malt sich dein Gehirn selber aus. Das Meiste davon wird nie passieren.

Die Wissenschaftler, die das inzwischen messen können, sagen:

Wenn Sorgen reich machen würden, wären wir alle Millionäre …

Als ich mich auf meinen persönlichen Weg machte, fing ich an, Werte zu hinterfragen und Veränderungen zuzulassen. Das machte etwas mit mir. Ich hörte:

»Inka, du bist irgendwie so anders.« Ja! Bin ich! Inzwischen weiß ich, dass anders sein besonders sein bedeutet. Wenn ich mein Licht leben darf, dann bekomme ich genau die Energie, die das füttert.

Ich brauche weniger Schlaf, und ich habe so viel Kraft, dass ich Bäume ausreißen könnte, nur, weil ich mache, was ich liebe. Und wenn das dann auch noch sinnstiftend ist, dann zieht es mir keine Energie ab, sondern gibt mir welche.

Und du? Liebst du, was du tust? Liebst du deinen Job und hast du so viel Freude daran, dass er dir gar nicht wie Arbeit vorkommt? Wenn nicht: es ist deine, und nur deine aktive Entscheidung, ob du es ändern willst oder nicht.

Arbeit ist sichtbar gemachte Liebe!

Wusstest du, dass die Gedankenmuster der Reichen sich ganz enorm von denen der Armen unterscheiden? Sie kämen gar nicht auf die Idee, an Armut zu denken! Und die Kinder von Reichen bleiben meistens auch reich, oder werden sogar noch reicher. Es steckt sozusagen im Erbgut. Darüber berichtet die Epigenetik seit vielen Jahren. Erfolg und Wohlstand kann zu einer Selbstverständlichkeit werden.

Und nun weißt du auch, wie aktiv du denken darfst, dass du reich bist (auch, wenn es jetzt noch nicht eingetroffen ist).

JETZT ist immer der richtige Moment, mit Erfolg zu beginnen. Erfolg beginnt mit dem nächsten Gedanken.

Das kann auf dem Sofa, am Küchentisch oder wo auch immer du gerade bist sein. Weil es IN DIR beginnt.

Das ganze Leben ist ein Geben und ein Nehmen. Deswegen habe ich übrigens auch dieses LUX-Lied geschrieben:

Ich verdiene es, REICH zu sein, und Fülle kommt aus mir.

Ich verdiene es, REICH zu sein, und Fülle kommt zu mir.

Aus mir – zu mir.

Damit es immer schön im Fluss bleibt: Ying und Yang, Geben und Nehmen.

Ich verdiene es, reich zu sein, und Wohlstand kommt aus mir.

Ich verdiene es, reich zu sein, und Wohlstand kommt zu mir.

»WENN DU DAS TUST, WOFÜR DU DICH ALS SEELE ENTSCHIEDEN HAST, DANN WIRD DEIN HERZ ÜBERSTRÖMEN VOR GLÜCK UND LIEBE.«

Marie-Claire van der Bruggen

Deine Passion

Viele Menschen denken, dass die Passion die Berufung oder das Talent ist. Manchmal ist das auch so.

Aber eigentlich ist die Passion nur ein anderes Wort für Begeisterung. Wer etwas mit Passion tut, bemerkt, dass es eigentlich ganz von allein geht. Du hast Spaß daran, und sehr wahrscheinlich gibt es dir sogar Energie, anstatt sie abzuziehen.

Selbst harte Arbeit kann dir, wenn du sie mit Passion tust, Energie geben, statt sie abzuziehen.

Und nun bemerkst du schon, dass du etwas mit großer Begeisterung tun kannst, dies aber nichts mit deiner Arbeit oder mit deinen Talenten zu tun haben muss.

Du kannst mit großer Begeisterung gärtnern, ohne dass du gleich Gärtner wirst. Du kannst mit großer Begeisterung für die Familie kochen, ohne gleich eine ausgebildete Köchin zu sein. Aber warum denn eigentlich nicht?

Wenn du so viel Begeisterung dabei hast, und wenn dein Herz aufgeht, wenn du diese Arbeit verrichtest, warum nimmst du dir dafür nicht so viel Zeit, wie es geht?

Denn wenn sich DEIN Herz öffnet, dann BERÜHRST du doch andere Herzen damit. Und hast du dann nicht genau diese Situation erschaffen, die der Gemeinschaft dient?

Wir sind doch hier nicht allein für uns, sondern auch für die anderen!

Dein Licht darf durch deine Passion in die Welt strahlen!

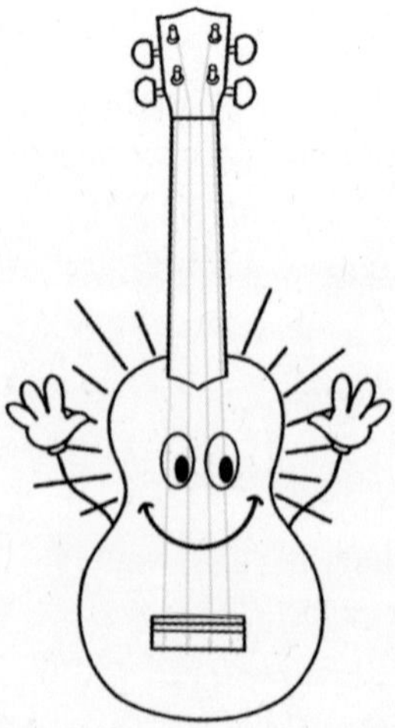

Hast du schon einmal darüber nachgedacht, was ANDERE davon haben, dass es dich gibt?

Viele Leute sprechen ja gleich von Talenten und Gaben, die wir in die Wiege gelegt bekommen haben. Ja, es kann auch sein, dass deine Berufung deinem Talent sehr nahe kommt. Aber schauen wir doch mal kurz auf mich:

Ja, ich kann gut singen, und ja, ich kann gut mit dem Ball umgehen, und ja, ich kann gut kochen. Die Sportlichkeit und den Küchenkram habe ich von Kindesbein an gelernt.

Erinnerst du dich an das Kapitel mit dem Thema »Ich kann nicht singen«? Ich konnte früher auch nicht kochen oder backen, musste es aber als Kind in der Landwirtschaft schon früh lernen, damit ich meine Mama, die in der Zeit die Kälber gefüttert hat, entlastete.

Es war selbstverständlich, dass ich jedes Wochenende 1- 2 Torten oder Kuchen backte. Und dreimal darfst du raten, was ich mit 15 schon perfekt konnte: Genau, Torten backen!

Aber das nennt man Training, Konditionierung. Und das meine ich eben nicht! Denn meine Passion ist es nicht. Es schenkt mir keine Glückshormone, eine Torte zu backen und zu verzieren, also genau genommen wäre es heute eher ein Apfelkuchen (und noch eher, den Teig zu schlecken). Aber weißt du, was mich glücklich macht: zuhören macht mich glücklich.

Und du denkst jetzt: ach so, so etwas Einfaches geht auch? JA! Wenn Menschen mir ihre Geschichte erzählen, geht in meinem Kopf ein Kino los. Die Bilder werden sofort lebendig, ich stelle mir jede Situation vor, als wäre ich selbst dabei.

Und das berührt mich dann auch so, dass ich ganz emphatisch Fragen stelle. Und mein Gegenüber sagt dann: »Woher weißt du das?«

Und? Wärst du auf die Idee gekommen, eine Berufung oder Passion wie »Zuhören« aufzuzählen?

Wenn du deine Persönlichkeit entwickelst, dann bedeutet es tägliche Reflexion. Du stellst dir die Fragen des Lebens:

- Wer bin ich?
- Was kann ich?
- Wer sind die anderen?
- Warum mach ich das hier alles?
- Erfüllt es mich?
- Wo liegt der Sinn?

Alles, was du brauchst, steckt bereits in dir!

Du hast es verdient, ein glückliches und erfolgreiches Leben zu führen. Und das ist viel, viel einfacher, wenn du weißt, was dich ausmacht. Eine Gabe ist nämlich immer auch eine Aufgabe!

Oft ist es das, was du im Alter von 5 bis 15 Jahren freiwillig in deiner Freizeit gemacht hast. Für was hast du dich damals interessiert? Was hat deine Augen zum Strahlen gebracht? Was hat dein Herz geöffnet?

Du hast als Kind zwei Grundbedürfnisse mit auf diese Welt gebracht:

- Das Bedürfnis nach Verbundenheit und
- das Bedürfnis nach Autonomie, Selbstverwirklichung

Also sind wir kleinen Menschen eigentlich schon im Ursprung gepolt auf das, was wir gut können. Selbstverwirklichung: Das, was uns Freude macht, wollen wir selbst-verwirklichen.

Schau auf deine Talente, auf deine Passion, und gib sie anderen.

Deine Gabe ist deine Aufgabe!

Notiere dir Gedanken zu folgende Fragen:

- Welche Tätigkeiten machen dich glücklich?
- Wo geht dein Herz auf?
- Was hast du freiwillig nach der Schule gemacht?
- Womit hast du dich gedanklich schon gern beschäftigt, dich aber noch nie getraut, es wirklich zu tun?

Und vergiss nicht, es kann auch so etwas Einfaches wie »Zuhören«, »Teekochen« oder »Witze erzählen« sein.

»VERGIB ANDEREN, NICHT WEIL SIE VERGEBUNG VERDIENEN, SONDERN WEIL DU FRIEDEN VERDIENST.«

Dalai Lama

Vergebung

Ich möchte dir danken, dass du dieses Kapitel liest. Danke, dass du Vergebung lernen möchtest.

Warum widme ich der Vergebung ein ganzes Kapitel? Weil es für mich eines der schwierigsten Dinge war, die ich lernen durfte. Es ist immer noch eines der wichtigsten Themen in der Persönlichkeitsentwicklung. Weil es im Herzen und im Kopf Frieden schenkt.

Ein Segen ist, dass ich heute die Möglichkeit habe, alles auch von der Seelenebene zu betrachten. So wird das ganze Thema leichter. Und ich möchte dich einladen, dieses Wissen zu teilen.

Stell dir mal folgende Situation vor: Du tust jemandem sehr weh. Vielleicht ist es gar nicht mit Absicht. Vielleicht hast du das Ausmaß nicht gleich berechnet. Und nun ist diese Person richtig sauer auf dich. Was tust du wahrscheinlich?

Du sprichst mit der Person, du entschuldigst dich vielleicht aus tiefem Herzen, vielleicht umarmst du sie sogar. Und dann, hoffentlich, ist alles wieder gut. So wäre es ideal.

Aber um diese Situation geht es mir nicht.

Denn was wir alle kennen, ist, dass uns schon einmal im Leben, meistens öfter, weh getan wurde. Dass wir betrogen oder belogen wurden, oder uns so richtig einer oder eine böse mitgespielt hat. Und wir sind dann diejenigen, die einfach keine Ruhe bekommen. Der Andere oder die Andere, die uns wehgetan haben, denen sind wir wahrscheinlich völlig egal. Sie leben ihr Leben einfach weiter.

Und wir, du und ich? Teilweise haben wir noch Jahre später daran zu knabbern, was für ein Vollidiot uns damals derart reinlegen konnte. Und so bekommen wir einfach keinen Frieden, weder im Kopf, noch im Herzen.

Jeder Mensch hat sein Päckchen zu tragen. Jeder!

Aber es ist nicht immer so gewesen. Ich weiß nicht, wie es dir geht, aber als Kind hatte ich jedenfalls nicht so viel Gepäck wie als Erwachsener. Dieser Rucksack, also unsere Päckchen, die kommen ja auch durch Erfahrungen und durch Erziehung.

Das heißt, wir sind ja schon von früh an getrimmt, weil wir so gerne dazu gehören wollen, wir wollen geliebt werden und wollen alles richtig machen. Aber dann kommt: kannst du es nicht einmal richtig machen? Was habe ich dir gesagt – kannst du mir zuhören? Du musst das besser machen! Schaffst du es nicht noch ein bisschen besser?

Selbst wunderbar gewählte Worte können ganz tief treffen, und jedes Kind fängt danach an, das zu bewerten. Ganz für sich. Und packt das auf all die Erfahrung, die es bis jetzt gemacht hat, noch obendrauf.

Und irgendwann kommt eine ganz ähnliche Situation, die sich in einer ganz ähnlichen Weise abspielt. Und dann fährt in deinem Gehirn direkt ein Programm namens Erfahrung und wird zu unserem Päckchen.

Es kann dann so kommen, dass wir als Erwachsene nur einen einzigen Satz hören und zack: greift unser Gehirn auf das bekannte Programm zu, und wir wissen sofort: Oh Schreck, das kenne ich: Lüge, Betrug, Vollidiot!

Was hat das mit Vergeben zu tun und mit dem Loslassen? Sehr viel, denn auch du hast heute diese Päckchen namens Erfahrung zu tragen und hast überall und immer deinen Rucksack dabei. Und so läuft jeder Mensch mit seinen Päckchen herum und greift im Zweifel auf diese Erfahrungen zurück.

Zwei Möglichkeiten für den inneren Frieden

Die eine Möglichkeit ist wissenschaftlich messbar: es ist Energie. Und die andere ist auf Seelenebene.

1. Was ist denn das, wenn dir mal so richtig jemand »an die Karre pinkelt« (sorry), wenn jemand so richtig böse zu dir ist, dir körperlich oder auch mental einen Schaden zugefügt hat?

Das ist Energie.

Dieser Mensch hat dir seine Energie gegeben. Vielleicht wollte er dich erniedrigen, er WOLLTE dass es dir schlecht geht, er wollte es vielleicht nicht einmal absichtlich, aber es hat ihm GUT getan. Weil: **wenn es ihm nicht gut tut, hätte er es nicht getan.**

Was tut diesem Menschen denn daran gut? Deine Energie. Er will nichts anderes als deine Energie.

Wahrscheinich wollte er deine Energie spüren in Form von Angst oder Wut. Es ist eigentlich auch völlig egal, warum dieser Mensch dir das angetan hat, aber fest steht:

Dieser Mensch hat auch sein Päckchen zu tragen. Er hat auch seine Erfahrungen gemacht, und wollte als Kind vielleicht auch nur dazu gehören und wollte alles richtig machen. Und er hat aus seinen Erfahrungen eben seinen Weg gewählt.

Und dann ist er zu diesem Menschen geworden, der jetzt vielleicht geizig ist oder schüchtern oder vielleicht sogar gewalttätig. Vielleicht vergleicht er sich die ganze Zeit mit anderen, und wie du weißt:

Der Vergleich ist des Glückes Tod.

Er vergleicht sich dauernd, und seine Energie geht immer weiter runter. Aber das weiß er noch nicht. Er ist einfach in seinem Leben noch nicht da, wo du bist.

Wenn dich also diese Person erniedrigt hat, liegt es ab sofort, aufgepasst, an DIR, diese Energie anzunehmen und der Person vielleicht Energie zurückzuschicken: Es bäumt sich etwas in dir auf, Wut oder Angst … und dann gibt du ihm diese als Energie, die er einfordert.

Oder **du entscheidest, sie anzunehmen** und zu denken, »nö, das hat jetzt gar nichts mit mir zu tun. Diese Energie bekommt er nicht zurück. Ich werde mich hüten, dieser Person auch nur irgendeine Energie zurückzugeben, mich darüber zu ärgern, womöglich Rache zu üben, zurück zu hassen …«

Denn das WILL diese Person doch nur! Mach es dir bewusst!

Und nun wird dir vielleicht klar, was du tun kannst, wenn du diese Situation annimmst. Diese Situation hat nämlich wirklich wahrscheinlich gar nichts mehr mit dir zu tun.

Es sei denn, du bist wirklich richtig sauer, und diese Person triggert dich, dass du platzen könntest. Dann darfst du natürlich genau da rein schauen. Es ist förmlich eine **Einladung zur Reflexion**: Was spiegelt dir diese Person, was dich so triggert, dass du da noch Heilung brauchst?

In deinem Rucksack befinden sich also über all die Lebensjahre gesammelt viele kleine und große Erfahrungen. Vielleicht haben sie bewirkt, dass deine Mundwinkel jetzt ein bisschen hängen, oder sie haben die Schwere in dein Leben gebracht.

Wenn diese Dinge in deinem Rucksack jetzt zum Vorschein kommen, dann kannst du hier und jetzt da hineinsehen. Denkst du: Ich habe mit dieser Situation nicht abgeschlossen, wie konnte dieser Mensch mir das antun?

Eben, weil er auch seine Erfahrung gemacht hat. Weil auch er sein Päckchen zu tragen hat.

Ein Rezept, das ich damals benutzt habe war, dass ich einen Brief geschrieben hab. Einen sehr persönlichen Brief, den ich natürlich nie abgeschickt habe. Aber ich hatte das Gefühl, ich muss mich noch ein letztes Mal energetisch mit diesem ganzen Ding, mit meinen Erfahrungen, mit meinem Päckchen, auseinandersetzten. Und in dem Brief habe ich der Person **gedankt**. Ich habe Danke gesagt, dass er mir das aufgezeigt hat, weil ich durch diese Person im Spiegel gesehen habe, was ich lernen durfte.

Und dann habe ich ihr Liebe geschickt. Denn wenn du Liebe sendest, ist die ganze Macht des Hasses raus. Du entscheidest mit dem Senden der Liebe, die Kraft des Hasses und der Rachegedanken herauszunehmen. Alles, was meine Kraft abgezogen hatte, alle Energie, die durch meinen Kopfschrott verloren ging, löste sich nun auf.

Danke + Licht + Liebe = Leichtigkeit

Einfach nur Liebe. Es liest sich jetzt vielleicht merkwürdig, aber es war wirklich eine LEICHTIGKEIT, nachdem ich bemerkt hatte, wie viel Gewicht meine Päckchen aus Bewertung und Erfahrung in der ganzen Situation mitspielten.

Dann lasse doch mal deinen Gedanken freien Lauf. Sicherlich kennst du auch eine Person, die dir mal »an die Karre gepinkelt« hat. Die dich belogen, Geld geklaut oder betrogen hat. Oder die dir körperlich oder mental wehgetan hat.

Magst du diese Gedanken und Erfahrungen oder einfach nur den Namen jetzt aufschreiben? Könntest du dir vorstellen, dieser Person einen Brief zu schreiben, wie ich ihn geschrieben habe? Ich mache daraus jetzt keine spezielle Übung. Aber vielleicht wäre ein Brief ein guter Anfang …

Und natürlich sind LUX-Lieder die ganze Zeit meine Begleiter gewesen. Es ging ums Loslassen, es ging ums Vergeben, es ging darum, dass ich in der Reflexion erkannt habe, was in mir noch Heilung benötigt.

Ideen für LUX-Lieder:

Ich danke dir, dass du mir gezeigt hast, wo ich noch wachsen darf.

Danke, Danke, Danke, ich lasse los.

Ich danke dir, dass ich durch dich größer werde.

Ich danke Gott (meiner Essenz, meiner Quelle oder dem Universum) für das, was ich jetzt vergeben darf, und lasse in Liebe los.

Ich bin reine Liebe und danke dir aus tiefstem Herzen.

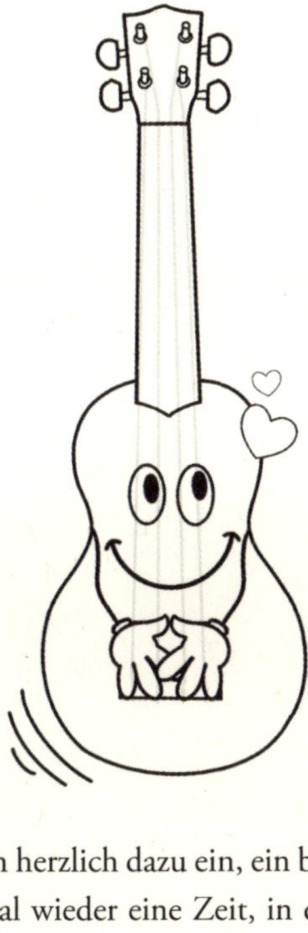

Als nächstes lade ich dich herzlich dazu ein, ein bisschen zu träumen. Ich hatte schließlich auch immer mal wieder eine Zeit, in der ich etwas tiefer flog. Und damals bemerkte ich: da ist noch etwas in mir, das war es noch nicht, da will noch etwas raus aus mir.

Mach es dir jetzt gern gemütlich, schließe einfach deine Augen und höre nicht nur, sondern FÜHLE das Lied. Vielleicht gibt es bei dir auch noch etwas, was gerade den Weg ins Licht sucht, was einfach raus will.

Genieße mein Lied »Ich will fliegen«:

*»WIDERSTAND STÄRKT,
HINGABE MILDERT,
BEJAHEN IST MAGIE.«*

Hermann Hesse

Ich sage JA

Hast du schon einmal ausprobiert, was passiert, wenn du versuchst, zu lächeln, und trotzdem etwas Schreckliches denkst? Funktioniert nicht, oder? Stell dich doch mal vor einen Spiegel und beobachte deine Lippen. Du wirst bemerken, dass sich dein Blick irgendwie verändert. Das Lächeln ist nicht mehr natürlich, wenn du an etwas Sorgenvolles denkst. Hingegen ist es sehr einfach, eben natürlich zu lächeln, wenn wir an etwas Schönes denken.

Jetzt habe ich das kürzeste Wort für dich, welches deine Mundwinkel auf Anhieb wieder nach oben zieht:

JA

Okay, okay, jetzt kommst du vielleicht und sagst: »Wenn ich schlecht drauf bin, dann ist mein Ja mit hängenden Mundwinkeln.« Ich meine aber nicht dieses halblaute Ja, bei dem das A sich fast mehr wie ein O anhört. Das A muss klar sein. Dann lässt uns bereits das J beide Mundwinkel nach oben ziehen, und ein lautes und deutliches JA wird von einem wunderbaren Lächeln begleitet.

Dieses Wort hat eine wahnsinnig positive Energie. Es war mir eine riesige Freude, selbst das Jasagen auszuprobieren und daraus folgendes LUX-Lied zu entwickeln:

Ich sage JA.

Ich sage ja und krieg' das Lächeln nicht aus mei'm Gesicht.

Ich sage Ja und hör', wie gute Laune zu mir spricht.

Ich sage ja, ich sage ja, ich sage ja.

Ich sage ja, am frühen Morgen, wenn der Tag beginnt.

Ich sage ja und hör' wie eine Stimme in mir singt:

Ich sage ja, ich sage ja, ich sage ja.

Ich sage ja, seh ich mein Spiegelbild, dann freu' ich mich.

Ich sage ja, lächel' mir zu und sag: Ich liebe dich!

Ich sage ja, ich sage ja, ich sage ja.

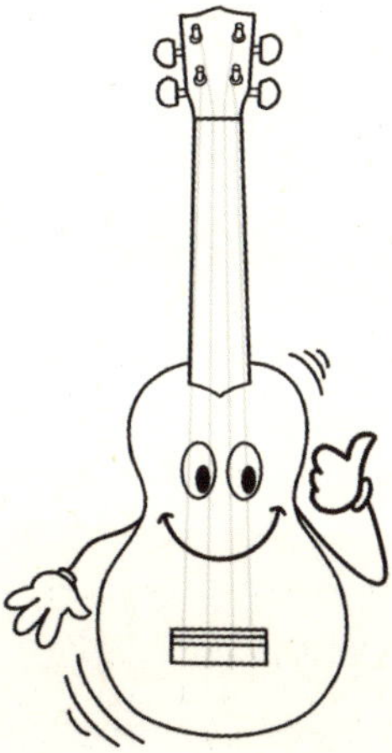

Du kannst es hier herunterladen:

Das war's ... NOCH LANGE NICHT!!!

Wow, wow, wow, du hast es geschafft. Du hast jetzt hoffentlich alle Kapitel einmal durchge»arbeitet«, hast im besten Falle alle deine Blockaden erkannt und vielleicht sogar schon einige aufgelöst.

Denke daran: diese Blockaden sind nicht in ein paar Tagen oder Wochen entstanden, sondern wahrscheinlich über mehrere Jahre.

Also entspanne dich und übe dich in Geduld, wenn diese Blockaden sich nicht mit LUX-Liedern in Nullkomma-Nichts auflösen. Falls du ungeduldig wirst, kann ich dir ein Vertrauenslied empfehlen.

Ich habe Vertrauen, dass alles, was ist, gut für mich ist.

Ideen für typische LUX-Lieder-Situationen

Hast du dich eigentlich in der Zeit des Lesens so manches Mal inspiriert gefühlt? Hattest du eine zündende Idee, wie man LUX-Lieder noch einsetzen kann?

Sport: Ich spiele Tennis. Nicht so gut, aber Punktspiele mach ich schon mal. Und manchmal habe ich da auf dem Platz Kopfschrott. Dann spiele ich gegen mich selbst. Wenn du Sportler bist, dann kennst du das. Irgendetwas blockiert dich.

Bei meinem letzten Punktspiel habe ich mich morgens direkt nach dem Aufstehen mit einem LUX-Lied programmiert. Ich weiß jetzt nicht einmal mehr, wie der Text oder die Melodie war. Eine volle Stunde Gesang vor dem Spiel, und mein Kopf war dermaßen fest programmiert, dass ich gar keine andere Wahl hatte, als zu gewinnen.

Ich hatte einen so lockeren Arm. Es ist ein wunderbares Gefühl, wie ein LUX-Lied ganz leise im Hinterkopf weiterspielen kann, während ich den Ball zum Aufschlag hochwerfe.

Eine andere Geschichte ist die von Christa. Sie ist schon seit ihrer Kindheit Leistungssportlerin. Für ihr Land geht sie regelmäßig auf die Piste und fährt Ski. Seit sie LUX-Lieder kennengelernt und in ihr Leben integriert hat, kann sie ganz beruhigt ihre Rennen laufen. Es ist unfassbar, welchen Kräfte wir freisetzen können, wenn wir das Singen von positiven Botschaften verankern.

Also falls du Sportcoach oder Trainer für Leistung bist, dann lass es mich wissen!

Chorarbeit: Leitest du einen Chor? Ich habe jahrelang in einem Chor gesungen und weiß genau, wie positiv schon das Einsingen wirken kann, wenn man die richtigen Lieder nimmt. Wie ich es im Kapitel der Gesundheit erklärt habe: wir schütten unfassbar viele Hormone aus, die uns neue Energie geben. Wenn du das Einsingen mit deinem Chor schon mit einem LUX-Lied nutzt, dann wirst du erstaunt sein, wie schnell sich die Energie im Raum erhöht.

Gesundheit: Vielleicht bist du aber auch Heilerin oder Heiler von Berufswegen und hast andere Ideen, als mit Affirmationen von Louise Hay LUX-Lieder zu machen.

Oder bist du Lehrerin oder Lehrer und hast eine ähnliche Erfahrung gemacht, wie die Lehrerin aus Berlin, wie du deine Schüler positiv programmieren kannst. Teile deine Erfahrungen gern mit anderen Lehrern, wie sich die Energie eines ganzen Klassenraumes verändern kann, wenn man mit LUX-Liedern arbeitet.

Oder hattest du vor diesem Buch selbst große Herausforderungen, Stress, Krankheit, Blockaden und durftest durch das Singen Heilung erfahren? Dann berichte uns, wie du diese Transformation wahrgenommen hast. Schreibe mir auf Instagram oder folge mir auf Facebook und komme in unsere geschlossene LUX-Lieder-Familie.

Wisse, deine Geschichte, deine Erfahrungen sind deine Kraft und können Inspiration für andere sein.

Ich habe jetzt einen fruchtbaren Boden ausgelegt und du darfst ihn ab sofort bepflanzen. Es darf jetzt mit uns und in uns wachsen.

Lass uns füreinander da sein,

lass uns voneinander lernen,

lass uns gemeinsam wachsen,

deswegen sind wir schließlich hier!

Du bist einfach toll, allein schon, weil du bereit bist, anders zu denken, neue Wege zu gehen, andere Wege zu gehen, anders zu sein …

Du bist besonders!!!

Jeder von uns entdeckt ja geradezu immer wieder neue LUX-Lieder. Und du weißt ja, wie das mit den Entdeckungen ist, die anderen helfen könnten:

Du hast die Pflicht, sie weiterzugeben!

Du siehst: **es geht ALLES, wenn wir es nur wollen.** Ich würde mich sehr freuen, wenn ich dich »erinnert« habe, was du alles erreichen kannst – einfach nur, weil du singst.

Und hier kommt meine gute Nachricht am Schluss: **Wir haben unsere Stimme immer und überall dabei, und ein LUX-Lied kostet nichts!**

Danke, dass du mitgemacht hast!

Danke für dein Sein!

Danke für dein Licht!

Danke, dass du das Steuer in deinem Flieger übernimmst!

Ich sende dir Licht und Liebe –

von ganzem Herzen,

Deine Inka

PS. Das Gute-Laune-Lied gibt es hier:

DANKE

Ein herzliches Dankeschön an das gesamte Team des Auerbach Verlags, allen voran Kim Trank, Stephan Goedecke, Anne Pötzsch und Stefan Kretzschmar für die liebe Unterstützung.

Von ganzem Herzen danke ich Sahira, Renate und Dietmar, dass ich ihre Geschichten hier erzählen darf.

Danke liebe Frieda und lieber Helge, dass ihr an mich glaubt und mir den Raum für meine Flügel gebt.

Und Danke an Carolina Pape für die schönen Zeichnungen meiner kleinen Ukulele »LUCKY«!

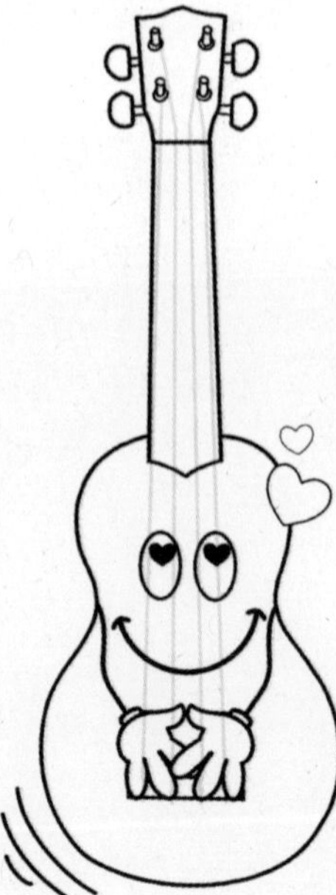

Du findest mich bei

Facebook: www.facebook.com/luxlieder

Instagram: www.instagram.com/inkaweberofficial/

Youtube: www.youtube.com/@luxlieder

Und für alle weiteren Fragen kommst du einfach auf meine Seite www.luxlieder.com. Dort findest du alle weiteren Infos und Kontaktdaten.

Mich interessiert sehr, wie dir dieses Buch gefallen hat. Wenn du mit mir persönlich in Kontakt treten möchtest, dann besuche diesen Link: go.luxlieder.com/buch

Ich freue mich auf dich!

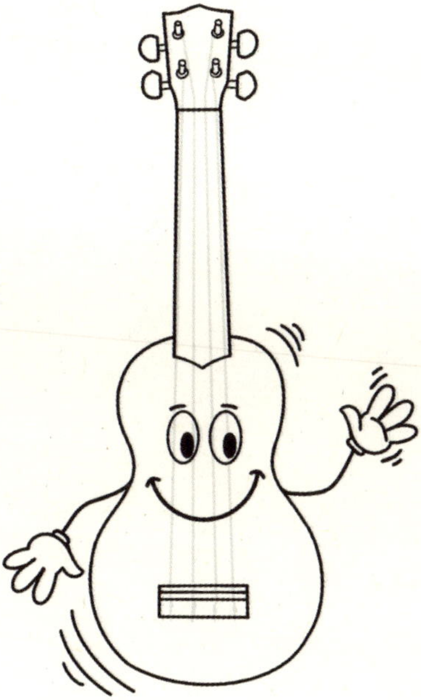

*»DER GESANG IST EINE MAGISCHE KRAFT,
DIE MENSCHEN VERBINDET UND HERZEN BERÜHRT.«*

Unbekannt

Teilnehmer/Publikumsstimmen:

»Wie einfach es ist: Wenn die Klasse mal durcheinander wirbelt, reicht bereits ein einziges LUX-Lied, und der Fokus ist wieder ganz bei mir.« Steffi, Lehrerin, Konzentration

»Vor dem Seminar hatte ich Angst vor einem bevorstehenden Krankenhausaufenthalt. Nach dem Seminar war ich beschwingt und voller Vertrauen habe ich mich in die heilenden Hände der Ärzte begeben.« Renate, pensionierte Lehrerin, Krebs

»Mit ihrer humorvollen und frischen Art erinnerte Inka uns an unsere Stimme. Ihre Energie veränderte irgendwie den ganzen Raum. Ich hatte ganz vergessen, dass ich meine Stimme immer und überall dabei habe und das auch kann. Das wird sich ab sofort ändern.« Tanja, Seminarteilnehmerin

»Früher war ich morgens eine schlechtgelaunte U-Bahn-Fahrerin. Seitdem ich mich vor der Arbeit mit einem LUX-Lied positiv programmiere, habe ich wirklich das Gefühl, dass meine Energie augenblicklich höher schwingt. Gut gelaunt starte ich in den Tag. Meine Kollegen haben schon gefragt, was plötzlich mit mir los sei ….« Marion, Marketing-Managerin, Stress

»Ich bin blind. Mein Weg zur Arbeit war früher eine Tortur, insbesondere, wenn ich es eilig hatte, da ich die Menschen dann angerempelt hatte. Seitdem ich mir morgens ein LUX-Lied singe, programmiere ich mein Inneres um, und siehe da: Ich schwebe wie in einer Sicherheitsblase durch den Trubel. Die Rempler sind seitdem Geschichte.« Dietmar, Masseur, blind

»Da ich meinen damaligen Partner vor 9 Jahren verloren hatte, war ich noch vor zwei Wochen voller Trauer. Schwere Schübe von MS begleiteten mich. Als Inka mir das Lied schickte, dachte ich zuerst, »Wie, das ist alles? Nur so ein kurzes Lied?« Ich habe nur einen einzigen Tag gesungen, und die Freude und die Liebe kamen in mein Leben zurück. Tränen der Freude flossen und Leichtigkeit nahm den Platz der Schwere ein. Daraufhin lösten sich die Spannungen in meinen Muskeln und am 3. Tag habe ich bereits getanzt. Ich würde es nicht glauben, wenn ich es nicht selbst erlebt hätte: Es war wie ein Wunder!« Sahira, Musikerin, Multiple Sklerose

»Inkas Stimme hat mich tief berührt. Ihr Vortrag ist humorvoll, emotional berührend und gleichzeitig beschwingt. Ich habe keine Ahnung, wie sie es macht, aber es berührt tief.« Jean-Daniel, Zuschauer

»Ich habe es tatsächlich geschafft, mit einem LUX-Lied die anstrengende Energie zwischen meinem Chef und mir aufzulösen.« Monique, Yoga-Lehrerin

»Die LUX-Lieder sind einfach schön und können richtig angewandt den Tag retten. Die Stimmung hebt sich und die grauen Schleier lösen sich auf und Klarheit kann sich zeigen. Es ist so leicht und beschwingt. Ich wünsche allen so eine schöne Erfahrung.« Birgit, Reisende

Das Texten und Vertonen von eigenen Liedern hatte mich schon immer begleitet. Ich hatte damals direkt Vertrauen, dass ich tatsächlich durch Musik Heilung erfahren konnte. Ich konnte es kaum glauben, wie schnell und einfach ich die angeblich unheilbaren Symptome mit meiner eigenen Stimme lindern konnte.

Mithilfe dieser eigentlich uralten, jedoch für mich vollkommen neu entdeckten Methode der LUX-Lieder habe ich mich innerhalb weniger Wochen gesund gesungen. Und nachdem ich immer wieder die heilende Kraft dieser gesungenen Affirmationen erleben durfte, war mir klar, dass ich dieses Geschenk teilen musste. Außerdem ist mir im Laufe der Zeit bewusst geworden, wie oft ich »verbunden« war. Es zeigten sich immer mehr Gaben, die ich bislang gar nicht benutzt hatte, um Anderen zu helfen.

Seither durfte ich schon viele Menschen an das Heilpotential in ihrer Stimme erinnern. Mit dem Singen von LUX-Liedern bekommen sie ein Werkzeug an die Hand, welches sie in jeder herausfordernden Situation ihres Lebens nutzen können. Ich bin immer noch ganz überwältigt, wie einfach und erfolgreich es ist.

Ich bin nicht nur für mich hier, sondern auch für dich. Mein Licht leuchtet, damit dein Weg heller wird.

Mit Liebe, Licht und Dankbarkeit,

Deine Inka